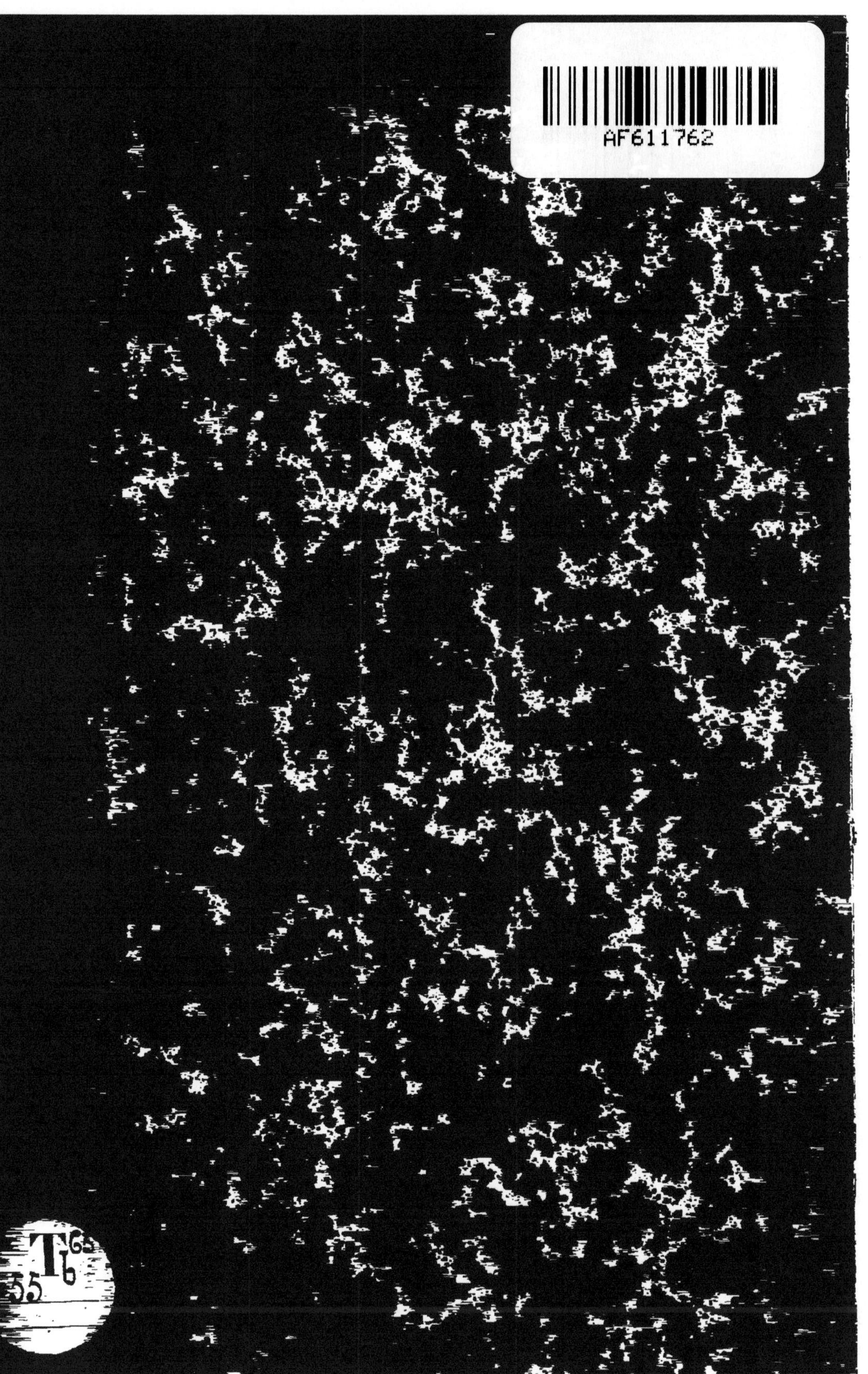

ÉTUDE RATIONNELLE ET EXPERIMENTALE

SUR LE ROLE

DE LA

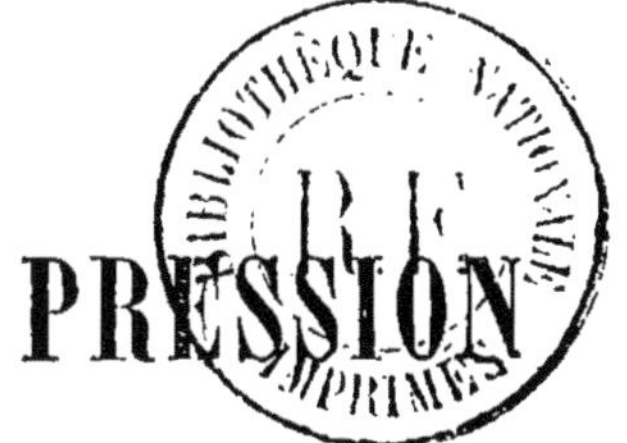

PRESSION ATMOSPHÉRIQUE

DANS LE MÉCANISME

DE L'ARTICULATION COXO-FÉMORALE

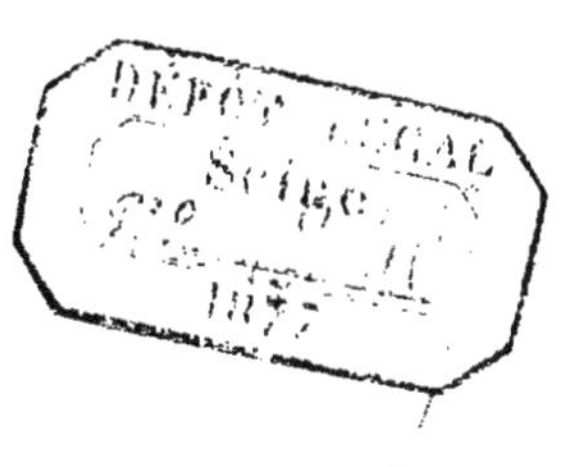

PAR

Jean GIRIN,

Docteur en médecine de la Faculté de Paris,
Ancien interne des hôpitaux de Lyon.

PARIS
V. A. DELAHAYE ET Ce, LIBRAIRES ÉDITEURS
PLACE DE L'ÉCOLE-DE-MÉDECINE

1877

INTRODUCTION

J'ai eu l'occasion d'assister aux manœuvres employées pour réduire une luxation traumatique du genou gauche, incomplète, en arrière et en dehors, si l'on considère les os de la jambe comme les organes déplacés, datant de moins de vingt-quatre heures. Les tentatives restèrent infructueuses. Elles furent pourtant dirigées par un chirurgien consommé, qui, pendant deux heures, mit en usage des moyens nombreux et variés, entre autres la ténotomie sous-cutanée, sans pouvoir rendre aux surfaces articulaires leurs rapports normaux.

Une première conclusion légitime à tirer de ce fait malheureux pouvait être que la cause d'irréductibilité ne résidait pas dans les obstacles auxquels on a l'habitude de s'adresser. Réfléchissant sur les diverses circonstances observées pendant les manœuvres, je me souvins qu'au moment où l'extension se faisait à l'aide de tractions sur la jambe et le pied, l'interligne articulaire, rendu sensible par la saillie du condyle interne fémoral dont la face inférieure se sentait immédiatement sous la peau nullement tuméfiée, s'accusait encore davantage et se présentait sous la forme d'un sillon d'autant plus profond que l'extension était plus énergique.

Il était naturel de penser que l'écartement direct des surfaces articulaires créait entre elles une tendance au vide, que le tégument et les parties molles sous-jacentes se déprimaient alors sous l'influence de la pression atmosphérique, et que celle-ci créait une résistance passée inaperçue, mais réelle.

Ce n'était pas du reste, une opinion nouvelle. L'année même où les frères Weber annonçaient l'influence de la pression atmosphérique dans le mécanisme de l'articulation coxo-fémorale, Voelkers, de Lunebourg (1), appliquait à la pathologie articulaire leur découverte physiologique, et jugeait que la pression atmosphérique est le plus grand obstacle à surmonter dans la réduction des luxations, les résistances créées par les muscles et les ligaments n'étant que secondaires. Malgaigne (2) lui reprocha de n'avoir pas fourni de preuves directes à l'appui de sa théorie.

Plus tard, M. le professeur Michel (3), institua des expériences pour démontrer que l'irréductibilité des luxations des doigts a pour cause la pression atmosphérique, qui tend à engager le ligament antérieur rompu entre les surfaces osseuses luxées. Enfin, MM. Sédillot et Cross (4) nous apprennent que plusieurs thèses, soutenues à la Faculté de Strasbourg, rapportent, soit des observatiovs cliniques, soit des expériences faites sur le cadavre, tendant à expliquer par la pression atmos-

(1) Voir Ind. bibl., XXXIII.
(2) Voir Ind. bibl., XXII, p. 69.
(3) Voir Ind. bibl., XXIV.
(4) Voir Ind. bibl., XXXII, p. 276

phérique l'irréductibilité des luxations d'autres articulations.

Les conclusions de ces auteurs ont été contestées. Les attaques ont même été dirigées contre l'application de la découverte fondamentale des frères Weber à l'organisme vivant, et plus tard, des expériences entièrement contradictoires, faites à l'amphithéâtre, furent opposées à celles des Weber.

Ces objections ont trouvé créance, et le rang élevé que leurs promoteurs occupent dans la science ne permet pas de les négliger.

Du reste, avant d'étudier l'influence de telle ou telle cause dans la pathologie d'un organe, il est indispensable de connaître exactement celle qu'elle exerce dans la physiologie du même organe. Or, le rôle de la pression atmosphérique, cause constante, extérieure à nous et indépendante de notre organisme, dans la mécanique articulaire, est diversement interprété, même par ceux qui l'admettent sans restriction, et des auteurs dont les traités sont justement estimés énoncent à son sujet de grandes inexactitudes.

Il m'a donc semblé utile d'entrer dans quelques développements sur le rôle de la pression atmosphérique dans la mécanique articulaire. Je me suis contenté de l'étudier sur l'articulation coxo-fémorale, celle qui se prête le mieux à ce genre de recherches ; et pour ne pas dépasser les limites d'un pareil travail, j'ai dû négliger complètement le point de départ de mes recherches, c'est-à-dire la pression atmosphérique considérée comme cause d'irréductibilité des luxations.

Arrivé au terme de l'internat, je prie mes excellents

maîtres dans les hôpitaux de Lyon, de recevoir l'expression de ma reconnaissance. Elle est due principalement à M. le professeur Bondet et à M. le Dr Ilorand, chirurgien en chef de l'Antiquaille. Qu'il me soit permis d'honorer ici leur bienveillance pour les élèves, ainsi que la justesse et la clarté de leur enseignement.

ÉTUDE RATIONNELLE ET EXPÉRIMENTALE

SUR LE

ROLE DE LA PRESSION ATMOSPHÉRIQUE

DANS LE MÉCANISME

DE L'ARTICULATION COXO-FÉMORALE

CONSIDÉRATIONS GÉNÉRALES. — PLAN DE L'OUVRAGE.

« Si l'on eût dit, il y a trente ans, à un physiologiste, que le membre inférieur était suspendu au tronc par la pression atmosphérique, il aurait certainement déclaré la chose impossible ; et, c'est là, pourtant un fait qui a pris rang parmi les vérités les mieux établies. » (1)

C'est aux frères Édouard et Guillaume Weber qu'est rapporté l'honneur de cette découverte. Leurs expériences furent exposées en 1836, dans leur « Mécanique de la locomotion chez l'homme », formant le livre troisième du second volume de l'Encyclopédie anatomique allemande (traduit par Jourdan). Ils coupaient circulaire-

(1) Richet. Voir Ind. bibl., XXIX, p. 782.

ment les parties molles qui enveloppent l'articulation coxo-fémorale, jusqu'à la capsule inclusivement, et le membre ne tombait pas, bien qu'il fût sollicité par son propre poids à se séparer de le cavité cotyloïde. Ils constatèrent que le bourrelet cotyloïdien et le ligament rond, les seuls moyens d'union restés intacts, ne pouvaient expliquer l'équilibre du membre, et démontrèrent que la force qui neutralisait alors les effets de la pesanteur, était une force étrangère à l'organisme, la pression atmosphérique.

En effet, s'ils perforaient par le bassin le fond de la cavité cotyloïde et laissaient l'air y pénétrer, la tête fémorale l'abandonnait aussitôt. Celle-ci étant introduite dans sa cavité, les expérimentateurs bouchaient avec le doigt le trou qui venait de laisser échapper l'air, et le membre ne tombait plus.

Ils varièrent leurs expériences en plaçant une articulation coxo-fémorale, dépouillée de ses parties molles, sous la cloche d'une machine pneumatique. La cavité cotyloïde étant fixée solidement, un poids de 2 livres était attaché au fragment conservé du fémur. Ils firent alors le vide, et les surfaces articulaires se séparèrent au moment où la pression ambiante avait assez diminué pour ne plus neutraliser la pesanteur qui sollicitait la tête fémorale à descendre. Cette expérience est rapportée par J. Müller (1) qui s'y trouvait présent avec Magnus.

Les frères Weber formulèrent alors la proposition suivante :

(1) Voir Ind. bibl., XXV, p. 112.

« La jambe oscillant pend donc au tronc supportée uniquement par la pression de l'atmosphère, et elle ne peut tomber que quand cette pression diminue, ou que quand l'air vient à s'introduire entre la tête du fémur et la paroi de la cavité cotyloïde. » (1).

Ce ne sont pas toutefois les frères Weber qui remarquèrent, les premiers, l'influence de la pression atmosphérique sur la suspension des membres. M. Pettigrew (2) invoque sur ce point l'opinion de J. Bishop. D'après celui-ci (3), le Dr Arnott signala le premier, l'influence de la pression atmosphérique sur la suspension des membres, et c'est par erreur que le professeur Müller attribue cette découverte à Weber. Des expériences subséquentes du Dr Todd, de M. Wormald et autres, ont pleinement établi l'influence mécanique de l'air sur la jonction des surfaces articulaires. L'intensité totale de la pression atmosphérique sur une jointure dépend de l'étendue de la surface soumise à son influence et de la hauteur barométrique. Les forces qui neutralisent le poids du membre sont la pression de l'air et la résistance des ligaments, pour toute la quantité dont le poids du membre surpasse l'intensité de la pression atmosphérique, si tant est que le poids soit supérieur à l'intensité. Celle-ci fut, pour l'articulation coxo-fémorale, estimée 26 livres par Weber. Sur le genou, Arnott la fixe à 60 livres. Bishop écrit que cette dernière estimation s'accorde avec ses propres mensurations de la surface articulaire du genou, chez la femme adulte, mais qu'elle

(1) Voir Ind. bibl., XXXV, p. 333.
(2) Voir Ind. bibl., XXVIII, p. 34.
(3) Voir Ind. bibl., IV, p. 415 et 416.

est trop petite pour l'homme dont les genoux subissent de la part de l'air, une pression de 90 livres environ.

Malgré mes recherches, je n'ai pu obtenir sur les travaux du Dr Arnott de renseignements plus précis. J'ignore si les résultats obtenus furent publiés avant ceux des Weber, s'ils restèrent primitivement connus d'un petit nombre, quelles furent les méthodes de démonstration et les preuves fournies. Quoi qu'il en soit, les frères Weber paraissent avoir ignoré complètement les recherches du Dr Arnott et n'en doivent pas moins être considérés comme ayant découvert l'influence de la pression atmosphérique dans le mécanisme de l'articulation coxo-fémorale, et surtout comme ayant appuyé le fait sur des preuves solides.

Les faits énoncés par les frères Weber, qui, pour quelques auteurs, ont pris rang parmi les vérités les mieux établies, ont été vivement attaqués par d'autres. Parmi les adversaires de leur théorie, il faut compter tout d'abord M. Giraud-Teulon. En 1858, il nia énergiquement que les conclusions tirées de l'expérimentation cadavérique, puissent, dans le cas présent, s'appliquer au vivant et ne ménagea pas aux frères Weber d'ironiques arguments.

Dans l'article « Locomotion » du *Dict. encyclop. des sc. méd.*, écrit en 1869, M. Giraud-Teulon cite bien les Weber et discute quelques-unes de leurs propositions, soit pour les confirmer, soit pour les combattre. Mais il passe sous silence le principe même de leur théorie, c'est-à-dire l'influence de la pression atmosphérique sur l'articulation coxo-fémorale, influence opposée à celle de la pesanteur sur le membre abdominal.

Après les attaques très-vives, méritant peut-être une qualification plus accentuée, de M. Giraud-Teulon contre la théorie des Weber, ce silence pouvait être interprété comme une concession indirecte et semblait bien un retour à l'opinion combattue. Il n'en était rien, et M. Giraud-Teulon se charge lui-même de nous l'apprendre.

Trois ans plus tard, étudiant l'Essai expérimental sur la locomotion humaine, de M. G. Carlet, et parlant de la théorie des Weber, il s'exprime en ces termes (1) : « Les relevés de M. Carlet achèvent l'ensevelissement d'une théorie fantaisiste jusqu'au délire, et à laquelle on a déjà consacré trop d'attention. »

« Après ces démolitions successives, il ne reste assurément pas grand'chose de bon dans leur volumineux et regrettable travail. Cela ne nous affectera pas outre mesure après les coups que nous lui avons nous-même portés. »

« Des théories de MM. Weber, nous n'avions, croyons-nous, laissé subsister que bien peu de chose ; notre jugement avait même été qualifié de *quelque peu sévère* par un critique aussi élevé qu'impartial, M. Brown-Séquard. Ce travail, concluions-nous, est inexact dans ses points de départ, fautif dans ses calculs, erroné dans ses résultats numériques, et au moins inutile dans ses conséquences générales, »

Ces paroles contrastent singulièrement avec celles de M. le professeur Richet placées en tête de cette thèse inaugurale. Elles réclament une réponse et celle-ci doit être faite tout d'abord,

(1) Voir Ind. bibl., XVII, p. 814 et 815.

Je chercherai donc à établir en premier lieu, que l'influence de la pression atmosphérique, démontrée sur le cadavre par les Weber, est parfaitement applicable au vivant. J'exposerai les arguments invoqués contre elle par M. Giraud-Teulon, M. B. Anger et M. le Dr Hermann, professeur de physiologie à l'Université de Zurich.

L'influence de la pression athmosphérique étant admise en principe, il faudra préciser cette influence, évaluer la force. Or, trois éléments caractérisent une force : l'intensité, la direction et le point d'application. Les frères Weber ont bien indiqué l'intensité, mais le nombre donné ne peut qu'être approché, en raison des éléments choisis pour le calcul. Les méthodes indiquées par les auteurs qui suivent sont inexactes.

La direction, suivant laquelle agit la force que nous considérons, n'a pas été, je pense, indiquée par les frères Weber. Elle l'a été récemment, mais d'une façon accessoire et inexacte. Car elle a été supposée directement opposée au poids du membre abdominal, ce qui est faux.

En raison de la symétrie des surfaces articulaires, il est naturel de penser que la direction de la force considérée doit passer dans le centre de l'article, et ce point peut en être choisi comme le point d'application. Nous verrons qu'il en est ainsi.

Après avoir évalué la pression atmosphérique dans son action sur l'articulation coxo-fémorale, il conviendra d'examiner l'effet utile de cette force, ce que devient le poids du membre inférieur, s'il est supprimé ou simplement diminué. Nous devrons considérer trois cas : 1° L'altitude est celle à laquelle nous vivons, c'est-à-dire voisine du niveau de la mer ; 2° L'altitude est élevée, mais accidentelle et transitoire, comme dans les ascensions sur les hautes montagnes, le Mont-Blanc, par exemple ; 3° L'altitude est élevée et permanente.

Pour ces recherches, j'aurai besoin de connaître l'inclinaison de l'axe de la cavité cotyloïde. Cette inclinaison n'a pas été signalée, à ce que je crois, je la déterminerai donc. Je déterminerai de même la position de cet axe par rapport à un plan vertical connu, qui nous servira de méridien, et nous connaîtrons alors la position dans l'espace, au moment de la station verticale, de l'axe et du plan d'ouverture de la cavité cotyloïde.

Le chapitre suivant sera consacré à l'exposition de recherches expérimentales faites sur le cadavre.

Les résultats des mensurations effectuées directement et ceux qui en auront été déduits par le calcul, ou obtenus par l'expérimentation, seront donnés par deux tableaux.

J'ai été obligé de m'adresser au raisonnement mathématique. Il pouvait seul conduire à des résultats précis. Il est, du reste, parfaitement applicable à l'articulation coxo-fémorale, qui est un mécanisme véritable, et un mécanisme éminemment parfait. Il ne suppose que la connaissance des notions élémentaires de géométrie et de mécanique que l'on nous demande au début de nos études, Des figures en assez grand nombre et qui, je l'espère, ne sembleront pas trop compliquées, aideront à l'intelligence du texte. Dès que l'explication ou la démonstration d'un fait deviendra trop technique, celui-ci sera simplement exposé, et le développement nécessaire sera renvoyé dans une note à la fin du mémoire.

Pour n'avoir pas à répéter trop souvent les indications bibliographiques, le renvoi du bas de la page donnera un numéro d'ordre, en chiffres romains, et l'indication de la page. Le numéro d'ordre correspond à un numéro semblable de l'index bibliographique, à la suite duquel se trouvent tous les renseignements nécessaires.

CHAPITRE PREMIER.

Objections faites a la théorie des frères Weber. — Réalité de l'influence de la pression atmosphérique dans le mécanisme de l'articulation coxo-fémorale, sur le vivant comme sur le cadavre.

Les objections faites à la théorie des frères Weber sont de trois espèces principales. Les unes reposent sur l'expérimentation cadavérique et la vivisection : ce sont celles de M. B. Anger. Les autres, soulevées par M. Giraud-Teulon, sont d'ordre purement rationnel, et l'auteur y invoque une différence essentielle de l'articulation coxo-fémorale, pendant la vie et après la mort. Les dernières, celles du professeur Hermann, donnent du phénomène une interprétation différente, et substituent la simple adhésion à la pression atmosphérique. Je les examinerai successivement.

Article premier. — *Objections de M. B. Anger.*

« Il n'y a pas, d'après nous, d'analogie suffisante entre un fémur ou un fragment de fémur pendu à la cavité cotyloïde et le membre inférieur adhérent au bassin. Voici du reste une expérience que nous avons exécutée et répétée bien souvent devant les élèves, à l'amphithéâtre d'anatomie des hôpitaux ; un cadavre est pendu par le bassin dans une position verticale, les membres inférieurs pesant de tout leur poids. Avec un couteau à amputation, nous divisons circulairement les chairs de la hanche jusqu'à la capsule, puis nous incisons la capsule ; immédiatement le membre inférieur tombe. Donc la pression atmosphérique ne l'a pas maintenu : l'expérience est effectuée dans les conditions de la vie et nous paraît très-probante » (1).

Le défaut d'analogie signalé n'existe pas. Si l'on enlève un segment du membre, les conditions de l'expérience varient sans doute ; mais le changement porte exclusivement sur le poids du segment mobile de l'articulation coxo-fémorale. L'expérience conservera les mêmes caractères, aura la même signification. Nous pouvons du reste la rendre identique à ce qu'elle était d'abord en attachant au fragment supérieur du membre, le fragment inférieur, ou même en remplaçant ce dernier par un poids équivalent. Quelle que soit l'étendue du segment retranché au membre inférieur, ce retranchement modifiera l'expérience qui cessera d'être identique, mais non au point de détruire l'analogie qui restera parfaite.

D'un autre côté, le reproche fait aux frères Weber d'employer dans leurs expériences, des fragments de fémur pendant à la cavité cotyloïde n'est pas fondé. Ils

(1) Voir Ind. bibl., I, p 918 et 919.

ont expérimenté tout d'abord avec des membres intacts et adhérents au bassin.

A ces expériences, celles de M. B. Anger sont directement opposées, et les unes doivent nécessairement remplacer les autres. Celles des Weber sont positives, celles de M. B. Anger négatives. Or, un nombre quelconque d'expériences négatives ne pourra supprimer une seule expérience positive, faite régulièrement. Entre ces deux opinions contradictoires, l'hésitation n'est pas permise, le doute n'est pas possible.

L'expérience classique des frères Weber n'est pas toujours facile à réussir ; surtout en conservant dans son entier le membre abdominal, qui représente alors un pendule assez long dont il n'est pas facile d'empêcher les oscillations. Je l'ai répétée plusieurs fois, en ayant soin d'amputer la cuisse un peu au-dessous des trochanters. Un plateau de balance était suspendu au segment conservé du fémur et pouvait recevoir des poids. J'incisais, avec un couteau à amputation et circulairement, toutes parties molles de la hanche, depuis la peau jusqu'à la capsule inclusivement. Souvent, j'entendais alors le sifflement caractéristique qui m'annonçait la pénétration de l'air entre la tête fémorale et sa cavité. Le segment ne tombait pas, parce qu'il représentait un poids assez faible. J'ajoutais alors des poids dans le plateau, successivement et avec précaution. Quelquefois les surfaces articulaires se séparaient sous l'influence d'une charge inférieure au poids du membre abdominal. Mais d'autres fois, lorsque les précautions avaient réussi, que l'air n'avait pas pénétré dans l'article, j'obtenais un poids bien supérieur. C'est ainsi que la capsule ayant été entièrement incisée, la tête fémorale a pu rester adhérente à la cavité cotyloïde, pour une certaine position du bassin, bien qu'elle fût sollicitée à descendre par un poids voisin de 50 kilogrammes, c'est-à-dire égal à cinq fois environ le poids du membre abdominal.

J'oppose ce dernier fait aux paroles suivantes de M. Anger : « L'expérience bien connue des frères Weber démontre peut-être que la pression atmosphérique a une certaine influence ; mais cette force représente-t-elle la centième partie du poids des membres inférieurs ? (1)

« Nous avons joint du reste, dit-il encore, à l'expérimentation cadavérique, les expériences sur les animaux vivants ; c'est ainsi que nous avons perforé le fond de la cavité cotyloïde chez des chiens, donnant ainsi un libre accès à l'air, ce qui n'a en rien modifié les conditions d'équilibre » (2).

En perforant le fond de la cavité cotyloïde, on n'y fait pas pour cela pénétrer l'air nécessairement. La pression atmosphérique ne s'exerce pas davantage sur la surface intra-cavitaire de la tête fémorale, si ce n'est au niveau de la perforation qui peut être très-étroite. L'action de la pression atmosphérique sur la portion extra-cavitaire se trouve donc diminuée, mais nullement supprimée. Sur le cadavre, j'ai perforé plusieurs fois par le petit bassin, le fond de la cavité cotyloïde. En évitant toute propulsion et toute pression sur la tête fémorale, les surfaces articulaires ne se séparaient pas, bien qu'elles fussent sollicitées à le faire par le poids du membre. J'élargissais alors la perforation et diminuais ainsi l'ef-

(1) Voir Ind. bibl., I, p. 117.
(2) Voir Ind. bibl., I, p. 920.

fet utile de la pression atmosphérique, de la même façon que s'il s'était agi de deux plaques exactement contiguës sans interposition de bulles d'air, dont l'une serait évidée progressivement à sa partie centrale. A un moment donné, la surface de contact des deux plaques devient très-petite et la pression atmosphérique agissant sur cette surface seulement, devient insuffisante pour maintenir la plaque inférieure restée entière, qui tombera sous l'influence de la pesanteur demeurée constante. De même, le membre inférieur tombait, lorsqu'une certaine étendue de la surface intra-cavitaire de la tête fémorale, se trouvait soumise au contact de l'air à travers la perforation du fond de la cavité cotyloïde.

Les vivisections de M. Anger ne sont donc pas contraires à la théorie des Weber.

Avant d'exposer de nouvelles objections, estimant que les expériences fondamentales doivent être admises sans opposition, nous devons examiner comment il faut inpréter l'action de la pression atmosphérique sur l'articulation coxo-fémorale.

ART. 2e. — *Interprétation de l'influence de la pression atmosphérique sur l'articulation coxo-fémorale pendant la vie.*

La pression totale que l'homme supporte, à cause du poids de l'air, est estimée à 18 077 kilogrammes environ, par M. le professeur Gavarret (1). Il est évident qu'elle ne saurait être assimilée, ni à un fardeau à supporter, ni à un poids à soulever, ni à une force quelconque qui nous

(1) Voir Ind. bibl., XII, p. 136.

pousserait soit dans un sens, soit dans un autre. La vérité est que nous restons en repos, en équilibre, sous l'influence de cette force considérable, supérieure au poids d'une locomotive, et qu'il ne faut pas chercher les effets de la pression atmosphérique dans un mouvement de totalité imprimé à notre organisme.

Ses effets sont d'un ordre différent. Ils se traduisent par la condensation des éléments du corps humain. Cette condensation est évidente pour les fluides gazeux, par exemple les gaz intestinaux. Elle existe également pour nos éléments liquides et solides, mais à un degré beaucoup moindre ; car, sous ces deux dernières formes, la matière est infiniment moins compressible. De même que, dans une masse liquide, les couches les plus inférieures sont aussi les plus denses, en raison de la pression exercée sur elles par les couches supérieures ; de même le corps humain, soumis à des pressions extérieures très-différentes, verra son volume varier, la masse restant constante, en sens inverse des pressions. Il se dilatera si la pression diminue ; il subira une certaine condensation de la part d'une pression très-forte. Ces variations de volume ne sauraient être observées, si ce n'est pour les gaz intestinaux ; mais pour rester inaperçues, elles n'en sont pas moins indéniables.

Il en est de même pour les effets de la pression atmosphérique sur les articulations. L'influence de cette force pendant la vie ne saurait être constatée directement. Mais étant donnés les résultats de l'expérimentation cadavérique, le raisonnement nous montrera qu'ils sont de tous points applicables au vivant.

Les tissus sont, au point de vue qui nous occupe, de

deux espèces : ceux qui transmettent parfaitement la pression atmosphérique; ceux qui ne la transmettent pas. Les premiers comprennent l'ensemble des parties molles, et surtout le liquide sanguin. Celui-ci est véritablement le régulateur des pressions intérieures. Partout où elles tendent à diminuer, comme dans les oreillettes, lorsque leur diastole coïncide avec un mouvement d'inspiration,ou sous la peau qui supporte une ventouse, le liquide sanguin afflue aussitôt et remplit en excès les canaux dans lesquels il circule normalement, jusqu'à limite d'élasticité de leurs parois. Cette élasticité est quelquefois même vaincue : la paroi se déchire et le sang extravasé produit une ecchymose. Sous quelle influence le sang afflue-t-il instantanément dans une région du corps où la pression extérieure diminue ? C'est sous l'influence de cette même pression qui continue de s'exercer sur la peau des régions environnantes et par suite sur les liquides sous-jacents ; les met aussitôt en mouvement et dirige le courant vers le point où la pression extérieure est devenue moindre.

Il n'en sera plus de même si la pression extérieure, au lieu de porter sur une surface dépressible et élastique comme celle des téguments, s'exerce sur un plan résistant comme le tissu osseux. Considérons l'os iliaque. La face de cet os, formant paroi du petit bassin, subit la pression extérieure par l'intermédiaire des téguments et des viscères qui l'en séparent. Cette pression est-elle transmise à la face opposée ? Évidemment non; car l'os iliaque n'est ni dépressible, ni élastique, et résiste parfaitement. Hâtons-nous de dire que la face opposée subit elle-même une pression équivalente de la part des parties molles de la hanche et de la tête fémorale. L'os reste en repos sous l'influence de cespressions égales et contraires.

Supposons maintenant que la tête fémorale soit écartée de la cavité cotyloïde, l'écartement ne dépassant pas quelques millimètres, de telle sorte que le bourrelet cotyloïdien, la capsule et les parties molles ambiantes restent appliquées, comme de coutume, sur la tête fémorale et ne s'infléchissent pas sous l'influence de la pression extérieure, pour pénétrer dans le sillon ouvert entre le rebord cotyloïdien et la tête articulaire, et bomber dans dans l'espace laissé libre avec tendance au vide. Cet espace ne contient que de la synovie dont une partie s'est vaporisée instantanément. La portion intra-cavitaire de la tête fémorale reste donc soumise à l'action de cette vapeur. Celle-ci, comme nous le verrons plus loin, possède une tension très-faible.

L'os iliaque subit donc une pression presque nulle du côté de la cavité articulaire, et la pression barométrique ordinaire au point correspondant de la face située dans le petit bassin. Quoique soumis à ces pressions inégales, il ne s'incurve pas vers la tête fémorale et conserve sa forme, en vertu de sa résistance à la façon d'une voûte. De son côté, la tête fémorale est partagée en deux moitiés : l'une intra-cotyloïdienne, qui subit exclusivement la tension de la vapeur synoviale, puisque la cavité cotyloïde la recouvre à distance, empêchant l'action des parties molles et, par suite, la transmission de la pression extérieure ; l'autre, extra-cotyloïdienne, adhérente au col du fémur, et recevant la pression atmosphérique par l'intermédiaire des parties molles de tout le membre inférieur. Soumise à des forces inégales, la tête fémorale, entraînant avec elle le membre inférieur, tend à se rapprocher de la cavité cotyloïde et la force nécessaire pour s'opposer à ce mouvement sera précisément égale à la différence des pressions extra et intra-cotyloïdienne.

Au moment où les surfaces articulaires sont maintenues à distance par une certaine force, que celle-ci soit supprimée. Si le fémur reste solidement fixé, nous pouvons concevoir que la cavité cotyloïde de l'os iliaque, entraînant avec elle le reste du corps, vienne s'appliquer sur la tête fémorale. Si au contraire l'os iliaque est fixé et le membre laissé libre, la tête fémorale rentre immédiatement dans sa cavité, en produisant le bruit caractéristique indiquant qu'une luxation est réduite. De même, quand le piston a fait le vide dans un corps pompe, le piston descend dans le corps de pompe, ou le corps de pompe remonte sur le piston, dès que l'une des deux parties de l'instrument reste seule fixée et l'autre est laissée libre.

La force que nous avons dû employer, pour maintenir les surfaces articulaires écartées, est précisément la même qui s'oppose à la production de cet écartement. Lorsque le contact est rétabli, cette force est évidemment restée la même ; seulement, au lieu de produire le mouvement de la tête fémorale vers la cavité cotyloïde, elle détermine la pression de la première sur la seconde, car elle est neutralisée par la résistance de la cavité cotyloïde, et la tête fémorale reste en équilibre. Nier l'influence de la pression atmosphérique dans ces conditions serait prétendre que les corps en repos sur un plan résistant ne pèsent pas, que l'articulation coxo-fémorale ne subit aucune pression par le fait de la pesanteur du membre abdominal puisque celui-ci ne l'abandonne pas, ne tombe pas.

Concluons que : *Dans son action sur l'articulation coxo-fémorale, la pression atmosphérique possède une intensité égale à la différence entre la pression normale, mesurée par une colonne de mercure de 76 centimètres, et la tension de vapeur de la synovie, à la température du corps humain.*

J'ai supposé tout à l'heure, pour rendre sensible l'action de la pression atmosphérique, un écartement de quelques millimètres entre les surfaces articulaires, puis montré que cet artifice n'est pas indispensable. Du reste, ma supposition était légitime. Les anatomistes ont démontré la laxité de la capsule fibreuse. Elle est nécessaire au libre fonctionnement de l'articulation ; car si la capsule était tendue entre ses points d'insertion, elle s'opposerait à tout mouvement. En ouvrant largement le fond de la cavité cotyloïde par le petit bassin, j'ai vu que la tête fémorale s'abaissait, en suivant à peu près l'axe de la cavité, que la capsule et les autres parties molles de la hanche permettaient, entre le sommet de la tête fémorale et celui de la cavité cotyloïde, un écartement d'un centimètre au moins.

Art. 3e. *Objections de M. Giraud-Teulon.* Parlant des théories de la marche exposées par les frères Weber ; cet auteur s'est exprimé en ces termes (1) :

« Tout se contredit à plaisir dans ces malheureuses théories. Car ce sont des théories, des théories préconçues. Toutes ces pro-

(1) Voir Ind. bibl., XV, p. 225-228.

positions se rattachent à deux expériences curieuses, mais parfaitement mal interprétées des mêmes auteurs.

« On connaît les expérimentations auxquelles nous faisons allusion ici : celles dans lesquelles ces expérimentateurs ont montré que la tête fémorale était maintenue en parfait et absolu contact avec la cavité cotyloïde, par la seule pression atmosphérique, — sur le cadavre.

« Ne songeant pas qu'il pourrait en être tout autrement sur le sujet vivant, où les liquides de l'économie ont un certain rôle à jouer dans cette question, ils ont un peu trop vite conclu de l'un à l'autre. En ces matières, en physique physiologique, le mort ne saisit pas le vif.

« Dans un autre travail, nous fondant sur le résultat des expérimentations les mieux acquises à la science (en particulier sur celles de M. J. Guérin), sur les conséquences qui logiquement devaient en être déduites, sur nos propres expériences à nous-même, nous avons démontré que :

1° La tension des liquides sous-cutanés de la sérosité intercellulaire devait nécessairement être un peu supérieure (supposons-la simplement égale) à la pression atmosphérique ambiante ;

2° Que dans les cavités séreuses au repos, ou pendant de faibles glissements des deux feuillets opposés, la pression devait être de quelques millimètres inférieure à celle des couches immédiatement voisines ;

3° Mais que dans de grands mouvements, cette différence devait s'accroître et pouvait aller jusqu'à un ou deux centimètres, au maximum et pour peu de temps, une si grande inégalité amenant bientôt une exhalation suffisant à rapprocher les termes de cette disproportion.

« L'opinion théorique de MM. Weber suppose, elle, que la pression atmosphérique, s'exerçant à travers les parties molles (de dehors en dedans), applique celles-ci sur les os, comme une cloche sur la table de la machine pneumatique. Elle ne tient pas compte de ce fait fondamental, que cette pression ne se communique à la surface d'un os que par une suite, une succession de pressions s'équilibrant l'une l'autre, au moyen des fluides qui remplissent tous les vides et circulent dans tous nos tissus. De telle sorte que la couche osseuse, qui se trouve pressée en une certaine direction, éprouve de la couche liquide voisine une pression égale et opposée. Ces physiologistes raisonnent comme si, pour eux, la pression sur la substance osseuse, au fond de la cavité cotyloïde et sous la synoviale, était différente de celle éprouvée par le même os, à l'intérieur du bassin, à quelques millimètres du premier point.

« Nous n'avons pas besoin de protester contre cette doctrine; elle se frappe elle-même. Il n'est pas contestable que la tension des liquides, sous la synoviale et au fond de la cavité cotyloïde, ne soit identique à la pression de l'autre côté de la lame osseuse; car des capillaires très-nombreux rampent également des deux côtés et communiquent entre eux de mille manières.

« Mais où il y a une différence possible de pression, c'est dans la cavité séreuse, la synoviale articulaire. Là, pendant de grands mouvements, une différence de pression peut s'observer entre la surface interne de la séreuse et sa surface externe. Mais cette différence ne saurait dépasser quelques millimètres; mettons, si l'on veut, un à deux centimètres au maximum.

« De là à 76 centimètres de pression, il y a, non pas une différence, il y a un monde, un abîme, un gouffre.

« Les oscillations de quelques millimètres sont concevables, comme étant propres à favoriser l'exhalation des fluides nécessaires à la lubréfaction des surfaces mobiles; elles se lient à la structure intime des séreuses, elles sont une exception motivée à la loi des communications successives des tensions des fluides dans l'organisme vivant.

Mais la supposition d'un vide réel dans l'articulation, ou ce qui revient au même, d'une différence de 76 centimètres de pression, entre l'extérieur de la capsule articulaire et l'intérieur de la synoviale, c'est le renversement de tout principe de physique physiologique. Comment, avec une diminution de 7 à 8 centimètres sous une ventouse, nous faisons craquer notre épiderme, rompre des vaisseaux sanguins d'un volume très-appréciable, et nous pourrions supposer 76 centimètres de différence entre le dehors et l'intérieur de la capsule! — Mais c'est la négation de toute idée physiologique.

« Qu'il en soit ainsi sur le cadavre, c'est à merveille. Tout est changé dans ce cas; les vaisseaux ne contiennent plus de liquide, ou celui qu'ils renferment est coagulé. Tout au moins, ne laissent-ils plus exhaler de vapeurs. D'autre part, la contractilité du système moteur de ces liquides est éteinte. On a alors en présence deux surfaces lisses et gluantes à une température où la tension des vapeurs est excessivement faible. Il n'y a rien de surprenant à ce qu'elles se comportent, comme nous voyons que le font deux plaques de marbre poli, huilées, et dont on a appliqué hermétiquement les surfaces, en chassant soigneusement l'air au moyen du glissement de l'une sur l'autre. »

Je ne sais si les pages précédentes entraîneront la conviction dans l'esprit d'un lecteur, même le plus impartial. Quant à moi, obligé de suivre pas à pas cette argumentation longue et diffuse, je n'ai éprouvé tout d'abord qu'un sentiment pénible de profonde obscurité. Je me suis toutefois efforcé de comprendre et je ne crois pas y avoir complètement réussi.

Il me semble que M. Giraud-Teulon déplace le fond de la question et qu'il interprète à sa façon la théorie du maître, cette théorie qu'il veut combattre, ou plutôt qu'il dira avoir contribué à démolir (1). Et d'abord, il attribue aux frères Weber la supposition d'un vide réel dans l'articulation coxo-fémorale. C'est là une assertion erronée. Aucun passage de leurs ouvrages ne fait croire qu'ils aient eu cette pensée. Loin de là, ils expriment formellement l'opinion contraire.« Il n'y a, disent ils, de vide nulle part dans la cavité cotyloïde » (2). Parlant de l'arrière-fond, ils écrivent : « La fossette ne laisse aucun vide ; car ce que le ligament rond ne remplit pas, l'est par de la graisse articulaire » (3).

M. Giraud-Teulon admet l'influence de la pression atmosphérique sur le cadavre, mais nie qu'il en soit de même pour le vivant. La raison de cette différence est l'abolition de la contractilité du système moteur circu-

(1) Voir Ind. bibl., XVII, p. 814.
(2) Voir Ind. bibl., XXXV, p. 321.
(3) Voir Ind. bibl., XXXV, p. 325.

latoire et la coagulation du liquide des vaisseaux. Pour lui, la force intérieure qui fait équilibre à la pression ambiante, est la tension dans le système capillaire qui est, comme dans les veines et les artères, supérieure à la pression atmosphérique. Ce dernier fait est vrai, mais doit être interprété justement.

De ce que, un tube barométrique étant plongé, par son extrémité ouverte, dans le liquide sanguin d'un animal vivant, le mercure dépasse la hauteur normale de 76 centimètres, nous ne devons pas conclure que la tension intra-vasculaire ainsi constatée relève tout entière de la contractilité du cœur, de la contractilité et de l'élasticité des canaux où le sang est propulsé. On exagérerait ainsi la valeur de la puissance motrice du système circulatoire, et le résultat obtenu deviendrait véritablement fantastique, si l'on mesurait de la même façon la tension des liquides intérieurs des animaux vivant dans les profondeurs de la mer. M. Alphonse Milne Edwards (1) nons parle de mollusques gastéropodes trouvés dans la Méditerranée à des profondeurs de 2,000 à 2,800 mètres, qui correspondaient à des pressions de plus de 200 atmosphères. M. W. B. Carpenter (2) a vu des dragages, effectués à la profondeur de 4,431 mètres, ramener des crustacés, mollusques et autres animaux inférieurs, qui supportaient la pression énorme de 472 kilogrammes par centimètre carré.

Il ne faut donc rapporter au système circulatoire, et c'est du reste l'usage suivi, que la quantité dont la tension des liquides intérieurs surpasse la pression atmo-

(1) Voir Ind. bibl., X. p. 157.
(2) Voir Ind. bibl., VI, p. 578.

sphérique; car il est évident que celle-ci s'exerce, à travers les téguments et par leur intermédiaire, sur les liquides tant intra-vasculaires qu'intercellulaires, et qu'elle continue à soutenir, pour une hauteur de 76 centimètres environ, le mercure du tube barométrique introduit sous les téguments. Or la hauteur de la colonne barométrique est de très-peu supérieure à 76 centimètres. « Un tube de Welter très-effilé, dit M. Giraud-Teulon (1), introduit avec les précautions détaillées dans le mémoire, par de fines ponctions sous la peau d'un lapin, nous a toujours révélé en dedans une pression de 8 à 15 millimètres de mercure supérieure à celle du dehors. »

Telle est donc la force que M. Giraud-Teulon oppose à la pression atmosphérique, et dont la disparition, avec la vie, expliquerait les résultats obtenus par l'expérimentation cadavérique. Il n'est pas nécessaire, je pense, d'insister sur le peu de valeur d'un argument qui, avec une force estimée à un ou deux centimètres, veut faire équilibre à une force de 76 centimètres.

Quoi qu'il en soit de la valeur de la tension capillaire et de ses causes, nous devons nous demander quelle sera la manière dont elle empêchera la pression atmosphérique de maintenir la tête fémorale appliquée dans la cavité cotyloïde. M. Giraud-Teulon veut que les tensions, au fond de la cavité cotyloïde et sur la face opposée de la lame osseuse, soient rendues identiques par les capillaires très-nombreux qui rampent également des deux côtés et communiquent entre eux de mille manières.

(1) Voir Ind. bibl., XIV, p. 235.

M. Giraud-Teulon commet une erreur anatomique. Il est certain, et M. le professeur Richet (1) l'avait démontré bien avant la publication des « Principes de mécanique animale », que la cavité cotyloïde et la tête fémorale dans leur portion cartilagineuse ne sont pas revêtues d'une membrane synoviale, mais seulement d'une surface épithéliale, et que des capillaires ne sauraient exister entre les surfaces articulaires. Une pression vasculaire quelconque ne peut tendre à l'écartement de ces surfaces; et dès lors aucune force ne s'oppose aux effets de la pression atmosphérique, autre que la tension de vapeur de la synovie interposée.

Quant à l'assertion, que la pression atmosphérique n'applique pas les parties molles sur les os, parce que cette pression ne se communique à la surface d'un os que par une suite, une succession de pressions s'équilibrant l'une l'autre, au moyen des fluides qui remplissent tous les vides et circulent dans tous nos tissus, elle ne saurait être admise et les preuves invoquées lui sont parfaitement contraires.

Avant de terminer cette question, je rappellerai que M. Giraud-Teulon invoque les expériences de M. Carlet, et M. B. Anger celles de Duchenne, de Boulogne. Or, ni M. Carlet (2), ni Duchenne, de Boulogne (3), n'ont mis en cause la découverte fondamentale de Weber. Ils ont seulement attaqué les applications qu'ils ont faites de leur principe à la théorie de la marche. Ils ont démontré, contrairement à ce que les Weber avaient avancé,

(1) Voir Ind. bibl., XXIX, 1re partie, p. 47.
(2) Voir Ind. bibl., V, p. 8.
(3) Voir Ind. bibl., VIII, p. 438 et 443, et IX, p. 357.

que, pendant le second temps de la marche, les muscles ne restent pas inactifs, que la pesanteur ne concourt que faiblement à l'oscillation physiologique du membre, et que les contractions musculaires des muscles fléchisseurs de la cuisse sur le bassin, de la jambe sur la cuisse et du pied sur la jambe, forment la cause productrice réelle des mouvements du membre inférieur qui constituent le second temps de la marche.

Il y a loin entre prétendre qu'une déduction d'un principe est erronée, et déclarer faux le principe lui-même. On ne peut donc se prévaloir, dans la discussion présente, du langage tenu par M. Carlet et Duchenne, de Boulogne, lequel se rapporte à un autre ordre d'idées. Pour éviter toute confusion semblable, je déclare que j'aurai exclusivement en vue, dans ce travail, l'état statique de l'articulation coxo-fémorale, et que j'étudierai seulement les forces auxquelles elle est soumise, tout en restant en équilibre, au repos.

Concluons donc que les arguments invoqués par M. Giraud-Teulon n'infirment en rien la découverte fondamentale des frères Weber, et que sur le vivant lui-même les surfaces articulaires se comportent comme le font « deux plaques de marbre poli, huilées, et dont on a appliqué hermétiquement les surfaces, en chassant soigneusement l'air au moyen du glissement de l'une sur l'autre. » Supposons, en effet, que les surfaces, au lieu d'être planes, soient l'une convexe, l'autre concave, et la première parfaitement emboîtée dans la seconde : l'analogie deviendra parfaite avec l'articulation coxo-fémorale, et sera même complétée par la présence d'une huile, destinée, il est vrai, à un usage différent, la synovie.

Art. 4e. *Objections de M. le professeur Hermann.*

Ce physiologiste déclare que le contact permanent, et aussi intime que possible, de deux surfaces articulaires, est assuré par : 1° L'adhésion des surfaces entretenue par une petite quantité d'un liquide visqueux et gluant (synovie) qui se trouve entre les deux ; 2° les ligaments; 3° la tension des muscles. Puis il ajoute :

« On avait considéré jusqu'ici la pression de l'air et non l'adhésion (1), comme exerçant l'action principale sur les connexions articulaires, tout en essayant d'y ramener les phénomènes d'adhésion en général. Mais la pression de l'air ne contribue en rien à cette connexion (Rose), et il est facile de le voir du premier coup d'œil, si l'on réfléchit que l'écartement des faces articulaires ne peut produire aucun vide. Ceci ne pourrait avoir lieu que si la surface d'articulation avait la forme d'un tube cylindrique fermé; dans ce cas, l'écartement serait impossible sans que le vide se produise, et la pression de l'air aurait l'effet qu'on lui attribue ; mais on ne trouve point dans le corps d'articulation de ce genre. Si une articulation sphérique se détache sous la machine pneumatique (Weber), c'est qu'il se développe dans la synovie des gaz qui écartent les surfaces articulaires et détruisent l'adhésion (E. Rose). Le même effet, produit par un trou pratiqué dans une articulation, s'explique également par l'action mécanique de l'instrument. »

Il n'est pas vrai que les articulations ne soient analogues et ne puissent être comparées justement à des tubes cylindriques fermés. Pour l'articulation du genou, par exemple, ne pouvons-nous considérer les surfaces articulaires comme les deux bases d'un cylindre, dont la paroi serait formée par la couche des parties molles, enveloppant, comme un manchon, les extrémités articulaires et passant de l'une à l'autre ? Les deux bases sont

(1) Voir Ind. bibl., XIX, p. 283.

parfaitement rigides, tandis que la paroi est souple et élastique. Supposons un écartement entre les surfaces articulaires, entre les deux bases adossées du cylindre. Il y aura immédiatement une tendance au vide, et sous l'influence de la pression extérieure, nous verrons les parties molles s'enfoncer dans l'interligne, d'autant plus que la séparation sera plus considérable, jusqu'à ce que leur limite d'élasticité soit atteinte et fasse équilibre à la pression atmosphérique. Si alors nous abandonnons les surfaces articulaires à elles-mêmes, il est évident qu'elles se remettront en contact, et la force qui les sollicitait à se rapprocher ne sera pas détruite par ce contact. Son action changera seulement de caractère et deviendra pression au lieu de rester mouvement. De même un piston se mouvant dans un cylindre, une force, qui agit sur l'une de ses faces, ne cesse pas forcément quand le piston est arrivé au bas de sa course, mais devient latente à cause de la résistance qu'offre la base du cylindre à la face opposée du piston.

Nous avons, dans ce chapitre, art. 2e, appliqué un raisonnement identique à l'articulation coxo-fémorale, et montré que, pour un léger écartement, la cavité cotyloïde peut-être assimilée à la base d'un cylindre, la tête fémorale à un piston, avec cette circonstance que la base du cylindre et la face opposée du piston, au lieu d'être planes, sont des surfaces sphériques, parallèles et contiguës, ce qui ne modifie en rien les conditions mécaniques. Nous en conclurons que l'écartement des surfaces articulaires produit véritablement une tendance au vide.

M. Hermann explique la séparation des surfaces articulaires sous la cloche de la machine pneumatique, dans une expérience des frères Weber que j'exposerai plus loin, par la production de gaz dans la synovie, lesquels écarteraient les surfaces articulaires en détruisant leur adhésion. Les gaz agiraient donc en raison de leur tension. Cette tension, quelle est-elle? Elle est représentée par le poids d'une colonne de mercure de 2 ou 3 centim. de hauteur, à la température où l'on expérimente. Elle mesurerait donc l'intensité de l'adhésion et celle-ci serait réduite à une valeur insignifiante. Ce n'est évidemment pas l'adhésion que l'on peut invoquer, pour expliquer le maintien des rapports articulaires sous la cloche de la machine pneumatique. Les surfaces articulaires se séparent, lorsque l'air est assez raréfié, pour que sa tension ne puisse faire équilibre à la tension de vapeur de la synovie augmentée du poids que représente le segment conservé du fémur. La tension de vapeur de la synovie ne saurait détruire l'adhésion, si cette dernière était capable de maintenir à elle seule les surfaces articulaires en contact, dès le début de l'expérience.

Il est un fait bien observé que la théorie de l'adhésion ne parviendra jamais à expliquer. Toutes les parties molles de la hanche étant incisées, si l'on a eu la précaution de sectionner la capsule, le plus près possible de ses insertions au col fémoral, en ajoutant des poids au membre inférieur, il vient un moment où les surfaces articulaires se séparent et pourtant le membre ne tombe pas. On diminue alors la charge; le membre remonte et les surfaces articulaires reprennent leurs rapports avec un bruit de choc entendu à distance. Au moment de la séparation, l'adhésion est donc vaincue, et le membre ne tombe pas. Ce fait est en opposition formelle avec la théorie de l'adhésion. Il s'explique, au contraire, très-bien par la théorie de la pression atmosphérique. Nous verrons, en effet, que celle-ci augmente d'intensité et prend une direction plus favorable, lorsque l'écartement de la tête fémorale ne permet plus le contact avec les parties molles de l'arrière-fond. La chute du membre inferieur se fait donc en deux temps : le premier comprend la séparation des surfaces articulaires, jusqu'à la cessation du contact entre les parties molles de l'arrière-fond et la tête fémorale; le second commence à cette cessation de contact et s'étend jusqu'à l'abandon complet de la cavité cotyloïde. Une force qui produit le premier temps peut être incapable de déterminer le second, puisqu'alors les résistances ont augmenté.

Le rôle de substance adhésive que l'on veut faire jouer à la synovie n'est-il pas l'inverse de celui qu'elle remplit véritablement dans la mécanique articulaire? Sans doute c'est un liquide visqueux et gluant. Mais est-ce une raison d'en faire un mastic, un ciment? De dire qu'elle est capable d'empêcher les surfaces articulaires de se disjoindre sous l'influence de tractions s'élèvant à plusieurs kilogrammes? Lorsque deux surfaces contiguës sont réunies par une matière adhésive, celle-ci s'oppose, non-seulement à leur séparation directe, mais encore au glissement de l'une sur l'autre. Nous serions ainsi conduits à admettre que la synovie s'oppose au glissement des sufaces articulaires, lorsqu'elle a pour effet direct et immédiat de faciliter à un degré considérable ces glissements, comme l'huile dont les mécaniciens se servent pour graisser leurs machines, incomparablement moins parfaites que les mécanismes de l'organisme animal, et en diminuer le frottement.

CHAPITRE II.

DÉTERMINATION DE L'ACTION EXERCÉE PAR LA PRESSION ATMOSPHÉRIQUE SUR L'ARTICULATION COXO-FÉMORALE, EN INTENSITÉ, DIRECTION ET POINT D'APPLICATION.

ART. 1er. *Considérations générales. Formule générale de l'intensité.*

La solution du problème pourrait être demandée à l'expérimentation cadavérique. Mais ce ne serait qu'au prix d'expériences fort nombreuses, de tâtonnements inévitables, les conditions de l'expérimentation étant fort complexes. De plus, les résultats obtenus formeraient seulement des approximations assez éloignées de la vérité, parce qu'il est très-difficile, en opérant à la pression barométrique ordinaire, et la capsule incisée, d'empêcher la pénétration de quelques bulles d'air entre les surfaces coxo-fémorales, ce dont on est aussitôt averti, et l'expérience est à recommencer. Le calcul théorique est de beaucoup préférable. Il est applicable à l'articulation coxo-fémorale, qui n'est qu'un mécanisme analogue aux mécanismes ordinaires, mais éminemment parfait.

« La comparaison des animaux aux machines, dit M. Marey (1), n'est pas seulement légitime, elle est aussi d'une utilité extrême à différents points de vue. Elle fournit un précieux moyen de bien faire comprendre les phénomènes mécaniques qui se passent chez les êtres vivants, en les rapprochant de phénomènes semblables, mais généralement mieux connus, qu'on peut constater dans la fonction des machines usuelles. Aussi nous arrive-t-il souvent, dans le cours de ce livre, d'emprunter à la mécanique pure les démonstrations synthétiques de la vie animale. Le mécanicien, à son tour, peut puiser des notions utiles dans l'étude de la nature qui montrera, maintes fois, comment les problèmes les plus compliqués peuvent être résolus avec une simplicité admirable.

Les éléments du calcul sont des nombres obtenus par des mensurations directes sur les articulations coxo-fémorales. J'indiquerai par la suite la façon dont ces mesures ont été prises. Ces éléments se rapportant à huit sujets, sont indiqués par le tableau I. Le tableau II donne les résultats.

Dans le cours de ce travail, je raisonnerai sur les moyennes obtenues. On ne peut les considérer sans doute comme définitives, car elles dérivent seulement de huit observations : mais une statistique analogue à celle du tableau I, et plus nombreuse, ne modifierait pas sensiblement les moyennes obtenues, et celles-ci peuvent être regardées comme suffisamment approchées.

Si les éléments du calcul sont vrais, si le calcul lui-même est exact, nous devrons en accepter les conclusions. Celles-ci deviendront irréfutables, si elles sont vérifiées par l'expérimentation cadavérique. Pour prévenir le reproche d'avoir institué des expériences avec des idées préconçues, je dirai que les résultats expéri-

(1) Voir Ind. bibl., XXIII, Introduction, p. VI.

mentaux ont précédé les résultats théoriques; que j'ai expérimenté avant de calculer, et que le défaut de concordance, entre les faits observés à l'amphithéâtre et les nombres obtenus, m'a plusieurs fois averti que mes calculs étaient erronés et que je faisais fausse route.

Comme les mêmes raisonnements serviront à déterminer l'intensité, la direction et le point d'application, nous n'isolerons pas ces trois recherches et nous les ferons simultanément. Commençons par l'intensité.

L'intensité de la pression atmosphérique, appliquée à l'articulation coxo-fémorale, est égale au produit de l'intensité sur l'unité de surface, par la surface offerte à son action. Déterminons d'abord ce second élément du calcul.

Art. 2. *Surface offerte par l'articulation coxo-fémorale à l'influence de la pression atmosphérique.*

§ Ier. — *Cavité cotyloïde en général.* — Je suppose que la cavité cotyloïde soit exactement une demi-sphère creuse et que la paroi en soit tout entière constituée par le tissu osseux recouvert de cartilage, c'est-à-dire qu'il n'y ait ni arrière-fond avec son tissu cellulo-graisseux et le ligament rond, ni bourrelet cotyloïdien.

La fig. 1 représente une coupe de l'articulation passant par le sommet C de la cavité cotyloïde et le centre O de la sphère commune à laquelle appartiennent cette cavité et la tête fémorale, quand elles sont en contact. L'axe de la cavité est donc contenu dans la section plane considérée. Il est figuré par le diamètre CD.

La demi-circonférence, ABD, est soumise en chacun de ses points à la pression de l'atmosphère, non immédiatement, mais par l'intermédiaire du col du fémur et des parties molles ambiantes. En chaque point cette pression est normale à la surface, c'est-à-dire dirigée suivant le rayon, et uniforme. Deux de ces pressions sont figurées par des flèches aux points E et H. Elles peuvent être transportées, parallèlement à elles-mêmes, en un point quelconque de leur direction pourvu que le second point soit lié invariablement au premier; par exemple, un point diamétralement opposé de la tête fémorale, la force FE en K, la force FH en I. Toutes les presions de la demi-circonférence inférieure peuvent être appliquées ainsi à la demi-circonférence supérieure, ACB, et celle-ci se trouve sollicité, en chacun de ses poids, à se rapprocher de la cavité cotyloïde, par une force constante représentant l'intensité de la pression atmosphérique.

Toutes ces pressions partielles peuvent chacune être décomposée en deux forces, l'une parallèle, l'autre perpendiculaire à l'axe CD, à l'exception toutefois des trois pressions FA, FB, FC, qui sont déjà, les deux premières perpendiculaires, la troisième parallèle à cet axe.

Les forces MI, NI, sont les deux composantes de la pression FI; les forces MK, NK, celles de la pression FK. Faisons l'arc AI égal à l'arc BK, nous obtenons les deux égalités, MI=MK, NI=NK. Les deux composantes NI, NK, étant égales et directement opposées, se font équilibre et doivent être négligées. Les deux autres étant égales, parallèles, et de même sens, admettent une résultante parallèle, semblablement dirigée, égale à leur somme et divisent la ligne IK en deux parties égales, c'est-à-dire située sur l'axe CD. Nous verrions que toutes les résultantes de pressions, exercées sur deux points symétriques par rapport à l'axe, coïncident avec celui-ci. Il en sera de même de la résultante totale. Nous en connaissons donc la direction, par rapport à la cavité cotyloïde, et nous pouvons choisir le centre de l'article, pour point d'application. Il faut déterminer actuellement l'intensité de la résultante.

Cette intensité est égale à l'intensité sur l'unité de longueur multipliée par la longueur du diamètre AB qui sous-tend la demi circonférence considérée. Je renvoie pour la démonstration à la note 1.

Le principe étant admis, pour la section de l'articulation coxo-fémorale que l'on considère, sera vrai pour toutes les autres, faites suivant des grands cercles et passant par le sommet de la cavité cotyloïde. Or, l'ensemble des demi-circonférences, analogues à AGB, formera la surface hémisphérique par laquelle la tête fémorale touche la cavité cotyloïde, et l'ensemble des diamètres analogue à AB formera la surface d'un grand cercle de la tête fémorale.

Les effets de la pression atmosphérique, sur l'articulation coxo-fémorale, sont donc les mêmes que si la pression, au lieu d'agir sur une surface hémisphérique, agissait sur le grand cercle qui forme la base de la demi-sphère.

La résultante est donc égale à l'intensité sur l'unité de surface multipliée par la surface d'un grand cercle de la sphère que représente la tête fémorale. La colonne 5 du tableau II donne l'étendue d'un grand cercle, pour chaque cas considéré.

M. Sappey dit (1): « La surface, par laquelle la jambe est ainsi soulevée, équivaut à une colonne de mercure, de 0^m76 de hauteur, qui aurait pour base la surface de contact du fémur et de l'os iliaque. » Cette surface de contact est hémisphérique et par suite égale à deux grands cercles. L'évaluation est donc trop grande de moitié, puisque la colonne de mercure doit avoir pour base, non deux grands cercles, mais un seul.

La résultante est dirigée suivant l'axe de la cavité cotyloïde et peut être considérée comme appliquée au centre de la tête fémorale.

J'ai supposé jusqu'à présent, que la cavité cotyloïde était une demi-sphère creuse, et j'ai négligé la présence du bourrelet cotyloïdien, du ligament rond et de l'arrière-fond de la cavité. Il convient d'étudier ces divers éléments et d'examiner les modifications qu'ils apportent aux effets de la pression atmosphérique.

§ II. *Courbure de la cavité cotyloïde.* — Elle présente à étudier sa nature, ou sa forme, et ses dimensions.

A. *Nature de la surface courbe.* — Sur ce point, tous les anatomistes sont d'accord. La cavité cotyloïde appartient à une surface sphérique, et cette condition est nécessaire à la liberté parfaite des mouvements qui doivent s'accomplir dans tous les sens. Cette liberté parfaite s'observe pour l'articulation coxo-fémorale, quand on a supprimé les obstacles extérieurs aux surfaces articulaires et que l'on tient compte de l'existence du liga-

(1) Voir Ind. bibl., XXXI, p. 694.

ment rond. Elle est la première et la meilleure preuve de la forme sphérique des surfaces articulaires.

B. *Dimensions de la surface courbe représentée par la cavité cotyloïde.* — Elles doivent être examinées en elles-mêmes et relativement à celles de la tête fémorale.

1° *Dimensions absolues.* — La cavité cotyloïde représente la surface d'un segment moindre que la demi-sphère. Les frères Weber (1), après avoir sectionné la cavité cotyloïde suivant des grands cercles, et mesuré les arcs ainsi obtenus, ont vu qu'aucun n'est plus grand, et que tous, à l'exception d'un seul, sont moindres que la demi-circonférence. Ce sont les trois échancrures, découpant le rebord de la cavité, qui diminuent la longueur de ces arcs et les empêchent de mesurer une demi-circonférence. Un seul atteint 180°, et la sous-tendante de cet arc sera le diamètre de la sphère à laquelle appartient la cavité cotyloïde. Cette sous-tendante peut être mesurée directement. Dans la station verticale, elle est dirigée d'arrière en avant et de bas en haut. Sur un bassin dépouillé, elle commence en arrière au niveau de la corne postérieure qui termine la surface cartilagineuse, en forme de croissant, de la cavité cotyloïde, et qui forme l'un des bords de la grande échancrure ischio-pubienne. La moyenne des mesures prises m'a donné pour valeur de cette sous-tendante, 50 millimètres. Tel est donc le diamètre de la sphère à laquelle appartient la cavité cotyloïde.

(1) Voir Ind. bibl., XXXV, p. 320.

2° *Dimensions comparées à celles de la tête fémorale. Objection de M. le professeur Kœnig.* — Les frères Weber ont établi la proposition suivante (1) : « Les surfaces de la tête du fémur et de la cavité cotyloïde sont des surfaces sphériques qui ont un même demi-diamètre. » Ils ont pratiqué diverses coupes de l'articulation, et toutes ont montré la contiguïté parfaite des surfaces articulaires. Ils nous ont transmis dans l'atlas qui accompagne leur ouvrage, pl. IX, fig. 2, l'empreinte d'une de ces coupes, obtenue par application directe sur une feuille appropriée. Une preuve décisive est celle fournie par l'expérience suivante :

Sur un cadavre frais, ils enlèvent la tête du fémur et la cavité colyloïde, qu'ils moulent en plâtre. La demi-sphère pleine, représentant le moule de la cavité cotyloïde, est débarrassée des inégalités produites par l'arrière-fond ; puis elle est introduite dans la demi-sphère creuse, qui forme le moule de la tête fémorale débarrassé des inégalités produites par la dépression du sommet.

Alors « les surfaces s'adaptèrent si parfaitement l'une à l'autre, qu'il suffisait d'introduire un petit morceau de papier dans le creux de la cavité cotyloïde artificielle, pour empêcher sensiblement la tête artificielle s'y pénétrer. Cette expérience démontre, d'une manière péremptoire, que la cavité cotyloïde, et la tête qui s'y loge sont des segments de sphère d'égal volume ; car si la cavité avait été plus grande que la tête n'est grosse, le moule d'une sphère plus volumineuse aurait dû s'introduire dans celui d'une sphère plus petite, ce qui est impossible (2). »

Les frères Weber préviennent l'objection qu'on pourrait tirer du retrait du plâtre, et font observer que

(1) Voir Ind. bibl., XXXV, p. 318.
(2) Voir Ind. bibl., XXXV, p. 319.

ce retrait ne se produit pas du côté des surfaces articulaires, le plâtre ayant pris et séché sur ces surfaces sur lesquelles il se resserra par l'effet de la pression atmosphérique.

Ils racontent que Paletta considérait le demi-diamètre de la tête fémorale comme plus petit que celui de la cavité cotyloïde. L'erreur provenait de ce que celui-ci ouvrait l'articulation par le petit bassin et repoussait la tête fémorale, qui semblait alors trop petite pour remplir la cavité cotyloïde. L'opinion de Paletta a été reprise par M. le professeur Kœnig, qui nie la proposition précédente des frères Weber. J'exposerai son opinion un peu plus loin.

§ III. *Bourrelet cotyloïdien. Discussion de l'opinion de M. le Pr Koenig.*— La présence du bourrelet cotyloïdien a, pour effets, de combler les échancrures qui découpent le rebord osseux de la cavité cotyloïde, de convertir en une circonférence le bord libre de cette cavité et d'en augmenter la profondeur et l'étendue.

La courbe formée par le bord libre du bourrelet cotyloïdien n'est pas exactement plane. Les échancrures du rebord osseux s'y accusent encore, mais singulièrement diminuées. Les trois convexités et concavités alternatives du bourrelet cotyloïdien peuvent être négligées et la courbe qu'il décrit être assimilée, sans erreur appréciable, à une courbe plane appartenant à une surface sphérique, c'est-à-dire à une circonférence.

Le bourrelet cotyloïdien, terminé par l'un de ses bords à une circonférence, et présentant sur le bord opposé des dépressions et des saillies alternatives, égales à celles du rebord osseux de la cavité, par suite très-accusées, possède des hauteurs différentes. Je les ai mesurées sur le bassin du sujet inscrit sous le n° 5 des tableaux. La hauteur maximum était égale à 11 millimètres et la hauteur minimum, à 5. La somme des hauteurs mesurées divisée par leur nombre donne la hauteur moyenne du bourrelet cotyloïdien. Elle a été trouvée égale à 8 millimètres qui représente également la moyenne entre les hauteurs extrêmes.

Une cavité cotyloïde de 53 millimètres de diamètre possède donc, pour son bourrelet une hauteur moyenne de 8 millimètres. La fraction $\frac{8}{53}$ exprime le rapport de ces deux dimensions. Ce rapport, égal à 0,151, a été vérifié sur plusieurs cavités cotyloïdes et peut être admis comme généralement vrai. Il nous permettra de déterminer en fonction du diamètre, la hauteur moyenne du bourrelet cotyloïdien de toute cavité. Pour les sujets étudiés, cette hauteur moyenne varie entre 7 et 8 millimètres.

Le bourrelet a pour autre effet d'augmenter l'étendue de la cavité cotyloïde. Examinons ce que devient cette cavité.

Un simple coup d'œil, jeté sur l'ouverture et suivant l'axe de la cavité cotyloïde, nous enseigne que le segment qu'elle représente, surpasse une demi-sphère. Nous voyons alors que le bord libre du bourrelet est incliné vers le centre, et qu'il nous cache la portion adjacente de la surface interne.

En introduisent la tête fémorale dans sa cavité, de même qu'en l'en retirant, on voit manifestement, à un moment donné, la tête forcer, dilater le bord libre du bourrelet qui cède très-facilement et reprend sa forme primitive en vertu de son élasticité. Ces deux faits démontrent péremptoirement, que la cavité cotyloïde et son bourrelet forment un segment plus grand qu'une demi-sphère. Evaluons la hauteur de ce segment.

La fig. 4 représente une coupe schématique de l'articulation coxo-fémorale suivant le grand cercle vertical qui contient l'axe de la cavité cotyloïde.

La hauteur moyenne du bourrelet cotyloïdien est figurée par la distance rectiligne des points E et I, des points D et H, c'est-à-dire par les cordes des deux arcs EI, DH. Or, si nous mesurons, sur le bassin, la distance DE, nous obtenons une valeur égale à HI, diamètre du cercle fermant l'ouverture de la cavité cotyloïde. Nous savons que les deux cordes DE,HI, interceptant sur la circonférence deux arcs égaux, sont parallèles. Egales et parallèles, elles sont également éloignées du centre et l'axe CR perpendiculaire, par construction, à HI, l'est aussi à DE. Nous avons donc OK=OR. Menons le diamètre AB de la cavité cotyloïde, parallèle aux deux cordes précédentes. Il devra diviser les deux arcs DH, EI en deux parties égales et sera perpendiculaire aux cordes de ces arcs. Il est déjà perpendiculaire au segment KR. Les deux cordes DH, EI et le segment KR seront donc parallèles, et, compris déjà entre des parallèles, ils seront égaux. Nous avons donc comme valeur de KR, 8 millimètres ou la hauteur moyenne du bourrelet, et comme valeur de OR, 4 millimètres. Mais la hauteur cherchée est représentée par OC+OR. Nous concluons que : *La surface de la cavité cotyloïde est une calotte sphérique dont la hauteur égale le rayon plus la demi-largeur moyenne du bourrelet cotyloïdien.*

Connaissant le diamètre, HI, du cercle formant l'ouverture de la cavité cotyloïde, nous pouvons en déduire le diamètre de la cavité elle-même. Ce dernier forme en effet l'hypothénuse d'un triangle rectangle, OKE (fig. 4), dont on connaît les deux autres côtés. Le relation bien connue permettra de la calculer et de vérifier l'exactitude de la mensuration directe faite sur le rebord osseux de la cavité dans le point ou la section, passant par le sommet, atteint 180°. Les diamètres des cavités cotyloïdes, ainsi calculés, sont indiqués par la colonne 4 du tableau II, nous y voyons que le diamètre de la cavité dépasse seulement de 2 millimètres celui de son cercle d'ouverture.

La flexibilité du bourrelet cotyloïdien diminue, depuis son bord libre, jusqu'à sa base insérée sur le rebord osseux. Très-marquée au premier point, elle devient nulle au second. Nous avons donc le droit de regarder le bourrelet, comme parfaitement flexible dans sa moitié externe, BI, transmettant à ce niveau, par sa face profonde, les pressions exercées sur sa face superficielle; et comme parfaitement résistant dans sa moitié interne, BE, y arrêtant complètement les pressions extérieures.

Nous sommes ainsi ramenés au cas que nous considérions tout d'abord, celui dans lequel la cavité cotyloïde représente exactement une demi-sphère creuse à parois osseuses et revêtues de cartilage. Du reste, en donnant à la moitié interne du bourrelet cotyloïdien une résistance égale à celle du tissu osseux, nous augmentons de moins d'un millimètre le rayon de la surface circulaire que la tête femorale offre à l'action de la pression atmosphérique.

J'avais écrit ce qui précède, quand je dus à l'obligeance et à l'érudition de mon excellent ami et collègue d'internat, M. le Dr Armand, la connaissance d'un mémoire de M. le professeur Kœnig, publié en 1873 (1).

Cet expérimentateur avait congelé, puis divisé, par des traits de scie et selon des grands cercles, des articulations coxo-fémorales. Il remarqua que le contact des surfaces articulaires n'existait que partiellement, et qu'ailleurs l'intervalle était comblé par de la synovie congelée. Ainsi, aux deux extrémités du même diamètre, cette synovie atteignait une épaisseur de 2 millimètres d'un côté, et de 1 millimètre et demi de l'autre. M. Kœnig admet que les surfaces articulaires opposées sont, l'une et l'autre, sphériques, mais de dimensions différentes. D'après ses mensurations directes, la tête fémorale aurait 26 millimètres de rayon et la cavité colytoïde 28 millimètres. L'existence d'une surface, au lieu d'un point, au contact des deux sphères de rayons différents, s'explique par la compressibilité des surfaces cartilagineuses. D'après l'auteur, la surface de contact se déplace, suivant le genre de mouvement. Lorsque les mouvements d'adduction et d'abduction sont forcés, les surfaces articulaires s'abandonnent et le point de contact devient excentrique, par rapport au rebord de la cavité cotyloïde. Cet écartement est le résultat d'une action de levier du col, qui appuie sur le bourrelet co-

(1) Voir Ind. bibl., XXI.

tyloïdien. L'écartement minimum est alors d'un demi-millimètre.

Ces résultats sont en opposition formelle avec les preuves fournies par les frères Weber et mentionnées au paragraphe précédent, de la contiguïté entière des surfaces coxo-fémorales, sans conciliation possible entre les deux. Les conclusions sur l'excentricité du point d'appui, dans certains mouvements de l'articulation, sont très-différentes de l'opinion généralement admise.

J'ai congelé, une seule fois, une hanche. Elle était partiellement dépouillée, et je n'avais conservé que la région de l'articulation avec une couche suffisante de parties molles. La pièce fut placée directement dans un mélange réfrigérant, composé de 2 kil. de glace pilée et de 1 kil. de sel marin; retirée après trois heures environ et divisée par un trait de scie, suivant le grand cercle vertical et antero-postérieur. Une seconde coupe pratiquée sur chacune des moitiés ainsi obtenues était verticale et transversale. La synovie congelée parut alors sous la forme d'une surface linéaire, de couleur jaune-brun, interposée entre la cavité cotyloïde et la tête fémorale, ressortant vivement sur la couleur nacrée de leur périphérie cartilagineuse. La couche de synovie congelée n'était pas uniforme. Elle atteignait une épaisseur maximum au sommet de la cavité, qui ne dépassait pas 1 millimètre. De là elle diminuait progressivement jusqu'au bourrelet cotyloïdien, à la base duquel elle disparaissait. Sur la seconde coupe la synovie congelée présentait le même aspect. Il en aurait été, par suite, de même pour toutes les coupes méridiennes semblables aux deux précédentes, puisqu'il s'agissait de surfaces sphériques.

Nous voyons ainsi que la synovie congelée dans l'articulation forme un ménisque, interposé entre la tête fémorale et la cavité colytoïde, ayant la même étendue que celle-ci, présentant au centre une épaisseur maximum d'un millimètre environ et diminuant régulièrement jusqu'à son bord, qui répond à l'union du bourrelet avec le rebord osseux de la cavité cotyloïde. Quant au contact direct entre les surfaces cartilagineuses, il n'existe nulle part, si ce n'est au niveau du bourrelet cotyloïdien qui est directement appliqué sur la tête fémorale, sans qu'il me soit possible de remarquer à ce niveau trace de synovie congelée.

De l'aspect actuel de l'articulation fémorale, nous ne pouvons conclure que les rapports soient les mêmes pendant la vie. Car nous avons introduit une cause tout à fait étrangère à l'état physiologique, la congélation de la synovie.

Nous savons qu'une sphère creuse, métallique, à parois résistantes, étant remplie d'eau et bouchée hermétiquement, peut se fendre sous l'influence de la dilatation que fait subir à l'eau sa congélation. Il en est de même de la synovie qui contient, en eau, les 928 millièmes de son poids. En vertu de sa congélation, le liquide interposé entre les surfaces articulaires se dilate, et pour acquérir le volume nécessaire, il repousse en dehors la tête fémorale. Par raison de symétrie, l'écartement se fait suivant l'axe de la cavité, ou perpendiculairement au plan d'ouverture.

Or, quand deux surfaces hémisphériques, parallèles

et contiguës, se séparent suivant leur axe, l'écartement est le plus grand possible, sur cet axe, au sommet des surfaces, et le plus petit possible, perpendiculairement à cet axe, vers leur bord libre, c'est-à-dire que l'intervalle compris a la forme d'un menisque convexe sur une face, concave sur l'autre, épais au centre, mince à la périphérie.

Or c'est précisément la forme qu'offre la synovie congelée. Les surfaces articulaires ne se touchant plus en aucun point, et leur maximum d'écartement étant placé sur l'axe de la cavité cotyloïde, nous devons en conclure que la tête fémorale a été repoussée directement en dehors et a perdu ses rapports normaux.

Nous demeurerons convaincus de ce fait, si nous laissons la décongélation s'effectuer sous nos yeux. Sur chacun des quatre segments obtenus, je n'ai pas vu, sans doute, un rapprochement s'effectuer entre la tête fémorale et la cavité cotyloïde, parce que l'écartement était trop peu considérable et la décongélation trop lente. Mais celle-ci étant terminée, les surfaces sphériques étaient devenues exactement parallèles, et il était impossible de constater entre elles le moindre écartement. Il en était de même après avoir essuyé les surfaces et enlevé toute la synovie, quels que fussent les segments mis en contact; ce qui prouve que, dans toutes leurs parties, les courbures de la cavité cotyloïde et de la tête fémorale sont exactement sphériques et qu'elles ont le même rayon.

Dans ses recherches, M. le professeur Kœnig a constaté, indépendamment d'une plus grande épaisseur de synovie coagulée, la persistance du contact entre les surfaces articulaires, sur une étendue de 18 à 22 millimètres, au point le plus élevé de l'articulation. Ces particularités, dont je ne saurais contester l'exactitude, peuvent s'expliquer par les conditions de l'expérimentation. M. Kœnig nous apprend qu'il donnait à l'articulation coxo-fémorale diverses attitudes correspondant aux mouvements normaux, et qu'il maintenait solidement la position, à l'aide de liens, tels que des fils de fer, allant du fémur à l'os iliaque. Leurs points d'attache au fémur pouvaient constituer un axe de rotation qui s'opposait au mouvement d'expulsion partielle, directe, de la tête fémorale hors de sa cavité, et transformait ce mouvement en un mouvement de levier, dans lequel la tête fémorale abandonnait la cavité, dans tous ses points, si ce n'est dans un seul qui servait de point d'appui. Il était necessaire que ce point fût placé à la limite de la cavité, près le bourrelet colytoïdien. Le point de contact, signalé par M. Kœnig, occupant la partie la plus élevée de l'article, pouvait satisfaire à cette condition. Enfin, la force développée par la congélation de la synovie, en même temps qu'elle explique, dans ce cas particulier, la séparation partielle des surfaces articulaires, nous rend compte de l'étendue de la surface de contact, qui théoriquement devrait être réduite à un point et qui se trouve occuper une étendue de 18 à 22 millîmètres, sous l'influence de la pression qui tend à rendre planes les surfaces courbes articulaires, au niveau de leur contact.

Nous avons vu que, dans l'expérience dont j'ai parlé, la synovie congelée formait une couche augmentant régulièrement de 0 jusqu'à 1 millimètre. C'est donc une couche uniforme de un demi-millimètre. Si les surfaces articulaires sont séparées, la couche de synovie se répartira entre les deux et deviendra, sur chacune d'elles, moindre qu'un quart de millimètre, puisque le volume en a diminué par le retour à l'état liquide. Je suis persuadé que cette valeur est encore exagérée et que la synovie, recouvrant les surfaces cartilagineuses coxo-fémorales, forme une simple surface, plutôt qu'une couche proprement dite. Il y aurait du reste un moyen bien simple de déterminer la quantité de synovie et l'épaisseur de la couche interposée. Ce serait de recueillir avec de petits tampons de matière absorbante, à poids connu d'avance, toute la synovie de l'articulation, et de déterminer l'augmentation de poids subie par les tampons utilisés, qui représenterait le poids exact de la synovie. Divisant le résultat par 1,099, densité de la synovie chez le cheval (1), qui ne doit pas être différente de celle chez l'homme, on aurait le volume; divisant ce volume par la surface de l'articulation, que l'on mesurerait directement, on obtiendrait l'épaisseur cherchée. Le manque d'une balance de précision ne m'a pas permis de me livrer à cette recherche.

Je suppose que l'on admette, avec M. Kœnig, une différence de 2 millimètres entre les rayons, ou de 4 millimètres entre les diamètres de la tête fémorale et de la cavité cotyloïde. J'ai mesuré le diamètre du cercle formant l'ouverture de la cavité cotyloïde. Les nombres trouvés forment la colonne 6 du Tableau I. Avec cet élément, j'ai calculé, par des moyens exposés précédemment et sur lesquels je n'ai pas à revenir, le diamètre de la cavité cotyloïde. Les nombres trouvés forment la colonne 4 du Tableau II,

(1) Voir Ind. bibl., Robin, XXX, p. 366.

et j'indique qu'ils mesurent le diamètre de la tête fémorale. En donnant à cette dernière le même diamètre qu'à la cavité cotyloïde, ai-je commis une erreur de 4 millimètres ? La comparaison des deux Tableaux nous montre le rayon de la cavité cotyloïde, ne surpassant que d'un millimètre celui du plan d'ouverture, ou de la circonférence décrite par le bord libre du bourrelet cotyloïdien. Or, quand on fait sortir la tête fémorale de sa cavité, ou qu'on l'y fait rentrer, même après avoir essuyé leurs surfaces articulaires et les avoir débarrassées de toute trace de synovie, on voit manifestement le bord libre du bourrelet s'élargir et la circonférence qu'il décrit augmenter de rayon. Nous en concluons que le rayon de la tête fémorale est plus grand que celui du plan d'ouverture de la cavité cotyloïde. D'autre part, il n'y a qu'une différence d'un millimètre entre les rayons de la cavité cotyloïde et de son plan d'ouverture. Le rayon de la tête fémorale étant compris entre ces deux extrêmes, nous ne l'augmentons donc que d'un demi-millimètre, en lui donnant pour valeur le nombre qui mesure le rayon de la cavité cotyloïde. Cette approximation, si tant est qu'elle existe et que le résultat ne soit pas rigoureusement exact, est suffisante et ne saurait modifier les résultats obtenus.

Si j'avais connu les expériences de M. Kœnig, avant mes recherches à l'amphithéâtre, j'aurais mesuré directement le rayon de la tête fémorale, et je n'aurais eu nul compte à tenir des conclusions qu'il a formulées et qui ne se rapporteraient plus qu'indirectement au point de vue où je me suis placé. Or cette méthode, qui exige l'emploi d'un compas sphérique, ne m'aurait pas donné de résultats plus précis, que celle que j'ai employée et qui était beaucoup plus simple.

Je terminerai cette discussion, en rappelant l'opinion de M. Hermann et l'opposant à celle de M. Kœnig. Ces opinions, exprimées par deux hommes également remarquables, l'un et l'autre professeurs de Facultés allemandes, sont entièrement inconciliables. L'un veut que la synovie serve de substance adhésive entre les surfaces articulaires, et que celles-ci ne puissent se séparer; l'autre admet entre les surfaces articulaires un contac partiel, indifférent pour ainsi dire, assimilant l'articulation coxo-fémorale à un gros pilon dans un petit mortier. Si, en effet, il existait une différence de 4 milim. entre les diamètres de la tête fémorale et de sa cavité, on pourrait déterminer le mouvement alternatif de la première dans la seconde. Or ce mouvement n'est jamais obtenu, même avec la précaution d'enlever la synovie; et tout effort de déplacement total de la tête dans sa cavité ne produit qu'un mouvement de rotation sur le centre articulaire.

§ IV. *Arrière-fond de la cavité cotyloïde et ligament rond.* — Si les conditions anatomiques précédentes ne modifient pas sensiblement l'action que la pression atmosphérique exerce sur l'articulation coxo-fémorale, considérée comme formée, du côté de l'os iliaque, par une surface exactement hémisphérique et résistante, il n'en est plus ainsi pour l'arrière-fond de la cavité cotyloïde, le tissu cellulo-graisseux qui le remplit et le ligament rond qui repose sur lui. Tous ces organes, imprimant à l'articulation de la hanche une physionomie particulière, qui est une exception dans l'organisme, ont, sur les moyens d'union des surfaces articulaires, une influence très-grande, précisément inverse de celle qui leur était attribuée autrefois, alors que l'on regardait le ligament rond comme devant s'opposer à la séparation directe des surfaces articulaires. Ils diminuent, en effet, d'une quantité notable, allant jusqu'à plusieurs kilogr., l'une des forces qui maintient les surfaces articulaires en contact.

Au point de vue qui nous occupe, nous pouvons considérer le ligament rond et le tissu cellulo-graisseux de l'arrière-fond, comme constituant un seul et même organe, pourvu de vaisseaux sanguins à l'intérieur, et recouvert à la surface par une membrane synoviale particulière. Celle-ci, de forme générale conique, est insérée par sa base au pourtour de l'arrière-fond et à la base du bourrelet cotyloïdien, au moment où, passant comme un pont d'un bord à l'autre, il transforme en un trou, l'échancrure ischio-pubienne; elle tapisse le tissu cellulo-graisseux de l'arrière-fond, y formant une simple lame, puis se réfléchit sur le ligament rond qu'elle enveloppe, à la manière d'un manchon, et se termine avec le sommet de celui-ci, sur la dépression de la tête fémorale. Elle est complètement distincte de la grande synoviale capsulaire, dont elle est séparée, de tous côtés, par des surfaces cartilagineuses, sur lesquelles les deux membranes séreuses ne se prolongent pas, et qui empêchent, entre les deux, toute communication. Le tissu cellulo-graisseux de l'arrière-fond n'est qu'un diverticulum du système conjonctif, et dans les vaisseaux qu'il contient, le sang circule librement. Or, la pression atmosphérique, s'exerçant sur toute la surface cutanée, se transmet à tout le système circulatoire. Il ne peut y avoir, en effet, un point de ce système, où le sang échappe à la pression extérieure, sans que l'équilibre ne se rétablisse aussitôt. C'est ce que l'on voit par l'application d'une ventouse, qui a pour but de remplacer la pression atmosphérique, sur une partie limitée du tégument par une pression moindre, celle de l'air raréfié soit par la chaleur, soit par l'aspiration. En dehors de la ventouse, le sang reste soumis à la pression que lui transmet la surface cutanée, à la pression atmosphérique. Aussitôt, il tend à se mouvoir vers la région où la pression est moindre, sous la ventouse où il afflue, distendant les vaisseaux, donnant à la peau une couleur rouge, violacée, la tuméfiant jusqu'à ce qu'elle résiste à la distension et constitue par son élasticité une résistance qui fait équilibre, sous la ventouse, à la pression atmosphérique exercée en dehors de celle-ci. Ce ne sont nullement les contractions du cœur qui font affluer sous la ventouse, le liquide sanguin. Car, à l'état cadavérique, la ventouse produit sur la peau la même action que pendant la vie, moindre sans doute, ce qu'explique du reste la fluidité moindre du sang. La tension qui provient du fait des contractions du cœur, étant de beaucoup inférieure à celle qui résulte de la pression atmosphérique, celle-ci peut l'emporter; et quand le sang afflue dans une région dont la surface est soustraite à la pression de l'air, il peut circuler en sens inverse de sa direction normale, dans les trois espèces de vaisseaux.

Je reviens à l'arrière-fond de la cavité cotyloïde. Partout où la tête fémorale est en contact avec les parties molles de cet arrière-fond, elle est soumise à l'influence de la pression atmosphérique, qui lui est communiquée depuis la surface cutanée, par l'intermédiaire du liquide sanguin.

La fig. 6 représente une coupe schématique de l'articulation coxo-fémorale gauche, renfermant l'axe de la cavité cotyloïde. Si la tête fémorale était soustraite à l'action de l'air sur toute la demi-circonférence A E B, l'intensité de la pression atmosphérique, à ce niveau, serait égale au diamètre A B multiplié par l'intensité sur l'unité de longueur. Elle serait dirigée suivant le rayon O K, et appliquée au centre O.

En donnant à la force qui sollicite la demi-circonférence considérée, l'intensité, la direction et le point d'application précédents, nous augmentons cette force de toute celle qui agit sur l'arc A E. Déterminons cette dernière, et retranchons ses effets de ceux de la première. Il est évident que nous obtiendrons ainsi la force agissant sur l'arc B E, celle que nous avons à déterminer.

Par des considérations que nous connaissons déjà, uous verrions que l'action exercée normalement au niveau de l'arc A E (fig. 6), est la même que celle subie par la projection H I de cet arc sur le diamètre R S, perpendiculaire au rayon O M, qui aboutit au milieu M, de l'arc A E. Cette action, subie par H I, est égale à sa longueur multipliée par l'intensité sur l'unité de longueur. Cherchons-la. Il nous suffit pour cela de déterminer la droite A E (1), et cette corde peut être mesurée directe-

(1) Voir note nº 2.

ment. Nous obtiendrons l'intensité de la résultante des pressions exercées sur l'arc A E. La direction est représentée par le rayon O M, et le centre peut en être considéré comme le point d'application (1).

Avant d'appliquer le même raisonnement à d'autres points de l'arrière-fond, il est nécessaire d'en determiner la forme.

Les frères Weber se sont assurés que dans la station verticale, l'échancrure ischio-pubienne occupe le point le plus inférieur de la cavité cotyloïde (2). « Le ligament rond, disent-ils (3), descend verticalement de la fossette de la tête du fémur à l'échancrure cotyloïdienne, et en conséquence celle-ci, à laquelle il prend son insertion, doit être située tout au bas de la cavité cotyloïde. Nous avons vérifié nombre de fois l'exactitude de cette conclusion. » Ils affirment aussi que l'arrière-fond est divisé *suivant sa longueur*, par une section verticale selon un grand cercle.

J'ai déterminé plusieurs fois, par un procédé que j'indiquerai dans la suite de ce travail, le plan de cette section verticale et j'ai reconnu l'exactitude de l'assertion précédente. Elle peut même être précisée davantage et s'exprimer par la formule suivante :

L'arrière-fond de la cavité cotyloïde, au moment de la station debout, se trouve divisée en deux portions symétriques, l'une antérieure, l'autre postérieure, par une section verticale suivant un grand cercle. Cette section verticale est représentée par l'arc A E, fig. 6.

(1) Voir note 7.
(2) Voir Ind. bibl., XXXV, p. 317.
(3) Voir Ind. bibl., XXXV, p. 326.

L'arrière-fond ne présente pas la forme d'une calotte sphérique, et son contour n'est pas une courbe plane, mais est irrégulière et décrit des sinuosités. En les supprimant, c'est-à-dire en traçant un contour moyen et régulier, qui ne change en rien l'étendue de l'arrière-fond, nous obtenons une surface régulière, ayant un sommet ou un centre, c'est-à-dire, un point qui divise en deux parties égales tous les arcs de grand cercle interceptés par le contour de l'arrière-fond en passant par ce point.

Ce sommet de l'arrière-fond, nous le connaissons. C'est le milieu M de l'arc A E (fig. 6), appartenant à un grand cercle vertical de l'articulation. Il ne saurait coïncider avec le sommet de la cavité cotyloïde. L'arrière-fond, en effet, n'est pas disposé symétriquement dans cette cavité. A la partie inférieure, il s'étend jusqu'au bourrelet cotyloïdien, tandis qu'à la partie supérieure, il en reste très-éloigné. Mais ce défaut de symétrie dans le sens vertical, n'existe pas dans le sens antéro-postérieur, et l'arrière-fond tout entier, son sommet, par conséquent, est également distant du bord antérieur et du bord postérieur de la cavité. Nous en concluons que : *Le grand cercle vertical. qui divise symétriquement l'arrière-fond et contient son axe, renferme aussi l'axe de la cavité cotyloïde.* Je suis donc autorisé à représenter sur la même figure (fig. 6), l'axe de la cavité cotyloïde et celui de l'arrière-fond.

En appliquant à chacun des arcs de cercle, compris dans l'arrière-fond, le raisonnement fait pour l'arc AE (fig. 6), nous verrions que, pour chacun d'eux, l'intensité de la résultante cherchée est égale au produit de l'intensité sur l'unité de longueur, par la projection de l'arc considéré sur un diamètre perpendiculaire à une droite constante, le rayon OM. Tous ces diamètres sont situés dans un même plan, perpendiculaire à ce rayon (1). D'une part, la limite vers laquelle tend la somme de ces arcs, est la surface de l'arrière-fond de la cavité cotyloïde; d'autre part, la limite vers laquelle tend la somme des projections de ces arcs sur les diamètres perpendiculaires au rayon OM, est la projection de l'arrière-fond lui-même sur le grand cercle perpendiculaire à OM. Nous pouvons substituer cette surface projetée à la surface réelle.

La surface projetée de l'arrière-fond est représentée par la portion non teintée de la fig. 5. Nous voyons qu'elle peut être assimilée à une ellipse à laquelle seraient ajoutés de petits triangles à côtés formés par des arcs d'ellipse, ayant leur sommet commun au point A et leur base respective en P et Q.

Les deux axes de cette projection elliptique peuvent être mesurés directement avec un compas. Le grand axe n'est autre que la corde AE (fig. 6), la plus grande longueur de l'arrière-fond. Le petit axe est la plus grande largeur située dans un plan horizontal. Leurs dimensions sont données par les colonnes 7 et 8 du tableau I.

La connaissance des deux axes de l'ellipse permet d'en évaluer la surface (2). La surface moyenne obtenue est de 877 millimètres carrés.

Il faut aussi tenir compte des deux petits triangles ayant leur sommet commun en A, et leur base respective en P et Q (fig. 5). La base mesure 3 millimètres

(1) Voir note 3.
(2) Voir note 4.

environ, et leur hauteur, égale à la demi-distance PQ donnée par la colonne 9 du tableau I, vaut 12 millimètres; ce qui donne, pour la surface d'un triangle, 18, et pour celle des deux, 36 millimètres carrés, soit un peu plus d'un tiers de centimètre carré.

Si la projection était réduite à l'ellipse AHEI (fig. 5), par raison de symétrie, la résultante serait dirigée suivant le diamètre MN (fig. 6), le point M étant le sommet de l'arrière-fond, dont la projection est le point O de la fig. 5. A cette résultante, doit être ajoutée l'action exercée au niveau des deux triangles AP, AQ. Ceux-ci étant symétriques par rapport au diamètre RS, représenté par les mêmes lettres dans la fig. 6, dont le plan est perpendiculaire à celui de la fig. 5, admettent une résultante située dans le plan de la fig. 6. Elle a comme direction la ligne TV. Pour la détermination du point T, voir la note 5.

Nous avons donc à déterminer la résultante de deux forces, l'une dirigée suivant ON (fig. 6), représentant l'action de la pression atmosphérique sur une surface de 877 millimètres carrés, l'autre dirigée suivant OV, représentant l'action de la même cause sur une surface de 36 millimètres carrés.

Cette résultante est représentée, en grandeur et en direction, par la diagonale du parallélogramme construit sur ces forces. La construction est représentée fig. 3. L'angle EAB est égal à l'angle VON; la force dirigée suivant OV est représentée par AC, celle dirigée suivant ON par AB. La fraction $\frac{AB}{AC}$ donne le rapport des composantes, soit $\frac{877}{36} = 24$.

L'inspection de la figure nous montre que l'intensité de la résultante AD surpasse de très-peu celle de la force AB, et que l'angle formé DAB est très-petit. Cette intensité et cet angle peuvent être calculés exactement (1). L'angle obtenu est de 1° 19' 41".

La résultante AD est un peu inférieure à la somme des composantes AB + AC. Mais la composante AC est elle-même trop petite. En effet, l'échancrure ischio-pubienne au lieu d'être projetée obliquement sur le plan de la fig. 5, aurait dû l'être sur un plan parallèle, c'est-à-dire sur celui perpendiculaire au diamètre TV (fig. 6), T représentant le centre de l'échancrure. La projection vraie aurait une étendue plus considérable et la valeur de 36 millimètres carrés donnée à la superficie des deux triangles AP, AQ (fig. 5) est trop petite. Il en sera de même de la résultante AD (fig. 3). Nous pouvons donc augmenter d'une faible quantité, la valeur de cette résultante et la considérer comme égale à la somme des deux composantes AB + AC. Considérant la valeur de le composante AC, trouvée égale à 36 millimètres carrés, comme constante, nous obtiendrons la totalité de la surface présentée par l'arrière-fond de la cavité cotyloïde à l'influence de la pression atmosphérique, si nous ajoutons cette constante à la superficie de l'ellipse déjà obtenue. Les résultats sont indiqués par la colonne 6 du tableau II.

Quant à la quantité, dont la véritable valeur de la composante AC augmenterait l'angle DAB (fig. 3), elle est très-faible et peut être négligée.

(1) Voir note 6.

En résumé, *la tête fémorale, au niveau de l'arrière-fond de la cavité cotyloïde, subit de la part de la pression atmosphérique une action moyenne, dont la direction est située dans le même grand cercle vertical que l'axe de la cavité cotyloïde; qui fait un angle d'environ* 1 *degré avec le diamètre aboutissant au milieu de l'arrière-fond; dont le point d'application est au centre de l'articulation; et dont l'intensité est égale à celle exercée sur une surface plane de* 913 *millimètres carrés.*

En négligeant l'existence de l'arrière-fond de la cavité cotyloïde, nous avons vu que la résultante de la pression atmosphérique serait dirigée suivant la ligne OK (fig. 6), et aurait une intensité égale à 19,63, si nous rendons égale à 1 l'intensité sur 1 centimètre carré. Mais nous avons complètement omis l'action d'une force dirigée suivant OL (fig. 7 et 10), égale à 9,13. Il nous faut donc actuellement tenir compte de cette action. La force OL (fig. 7) peut être transposée parallèlement à elle-même, en un point de sa direction et représentée par la flèche FO. Si donc nous composons les deux forces OK et FO, nous aurons l'action réelle de la pression atmosphérique sur la tête fémorale. Cette action est la résultante des deux forces concourantes OK, FO; elle est représentée, en grandeur et en direction par la diagonale, OZ du parallélogramme construit sur ces forces. Elle peut être calculée directement (1).

Nous obtenons ainsi : *comme intensité de la pression atmosphérique appliquée à la tête fémorale, celle qu'elle exer-*

(1) Voir note 8.

cerait sur une surface plane de 1407 *millimètres carrés, comme direction, une ligne droite, passant par le centre articulaire qui en est le point d'application, comprise dans le même plan vertical que l'axe de la cavité cotyloïde, et faisant avec cet axe, et au-dessous de lui, un angle de* 25°, 10' 30".

Art. 3. — *Intensité sur l'unité de surface.*

La pression barométrique étant supposée normale, c'est-à-dire représentée par une colonne mercurielle de 76 centimètres de hauteur, n'agit pas avec cette intensité pour déterminer le contact des surfaces articulaires. Car la synovie peut donner des vapeurs qui tendent à produire l'écartement des surfaces et à s'opposer directement aux effets de la pression atmosphérique.

M. le professeur Robin indique, pour la synovie chez l'homme, la composition suivante (1) :

Principes de la 1re classe.	Eau	928.00
	Chlorure de sodium. / Carbonate de soude.	6.00
	Phosphate de chaux	1.50
	Phosphate ammoniaco-magnésien	traces
Principes de la 2e classe.	Principes d'origine organique	non dosés
	Corps gras	0.60
Principes de la 3e classe.	Synovine (dite albumine) ou mucosine	64.00
	Fibrine (dans les arthrites)	quelques flocon

Nous voyons que la synovie est une solution aqueuse de sels minéraux et principalement de matières albumi-

(2) Voir Ind. bibl., XXX, p. 367.

noïdes. Les solutions salines possèdent, à température égale, une tension de vapeur un peu plus faible que l'eau. Mais cette différence est négligeable et la vapeur de synovie peut être assimilée à de la vapeur d'eau.

D'après M. Regnault, la vapeur d'eau saturée possède à la température de 40°, une tension équivalente à 54 millim. de mercure, 91 centièmes. La température du corps humain est bien un peu inférieure à 40° ; mais comme c'est la température la plus voisine, pour laquelle je connaisse la tension de vapeur d'eau, et que je ne puis me servir de la tension à 30°, égale à $31^{mm},55$, pour calculer les tensions aux températures intermédiaires, parce que la tension de la vapeur d'eau croit plus vite que la température, j'ai adopté la température à 40°. L'erreur qui en résulte est négligeable.

La tête fémorale est donc soumise à deux forces : l'une extra-articulaire, la pression atmosphérique, qui la maintient appliquée sur la cavité cotyloïde ; l'autre, intra-articulaire, représentant la tension de la vapeur synoviale, qui tend à la repousser au dehors. La résultante de ces deux forces opposées est égale à leur différence et dirigée dans le sens de la plus grande. Cette différence a, pour valeur, une colonne mercurielle de 705 millim. de hauteur, qui, la densité du mercure étant 13,6, représente une pression de 959 grammes par centimètre carré.

La pression atmosphérique, appliquée à l'articulation coxo-fémorale, possède donc une intensité de 959 *grammes par centimètre carré.*

ART. 4. *Intensité totale. Direction. Point d'application.*

Nous avons vu que la surface plane offerte à l'action de la pression atmosphérique, par l'articulation coxo-fémorale, mesure 14 centim. et 7 millim. carrés. Multipliant cette superficie par l'intensité sur l'unité de surface, nous obtenons comme valeur de l'intensité totale 13 kilogr. 497 gr.

Je résume ce chapitre dans les trois propositions suivantes :

1° *La pression atmosphérique agit sur les surfaces articulaires coxo-fémorales, pour les maintenir en contact, avec une intensité moyenne égale à 13 kilogr.*, 497 ;

2° *Elle a, pour direction moyenne, une ligne droite passant par le centre de l'articulation, située dans le même plan vertical que l'axe de la cavité cotyloïde, placée au-dessous de cet axe, à une distance angulaire de* 25° *environ ;*

3° *La direction passant par le centre articulaire, celui-ci peut être choisi comme point d'application.*

CHAPITRE III.

COMPARAISON ENTRE LES EFFETS DE LA PRESSION ATMOSPHÉRIQUE ET CEUX DE LA PESANTEUR DU MEMBRE ABDOMINAL, SUR L'ARTICULATION COXO-FÉMORALE.

ART. 1er. *Considérations générales. Opinion de M. le Dr Jourdanet. Exposé du problème.*

Après avoir exposé leurs expériences et la conclusion suivante qui en découlait immédiatement, avec une évidence absolue. « La jambe oscillant pend donc au tronc supportée uniquement par la pression atmosphérique ; » les frères Weber ajoutent (1) : « Jamais, même dans les plus grandes variations du baromètre, la pression de l'atmosphère ne diminue autant qu'il le faudrait pour que la jambe sortît de la cavité cotyloïde. » Il est infiniment probable que les frères Weber ne voulaient pas donner à leur dernière proposition un sens absolu, et qu'ils n'avaient en vue que les plus grandes variations barométriques, observées à l'altitude moyenne où nous vivons. Car J. Müller, qui, avec Magnus, assistait aux expériences, dans lesquelles les frères Weber examinèrent l'influence de la dépression, par la machine pneumatique, sur les articulations et qui devait partager complètement l'opinion des expérimentateurs, écrit (2) : « Lorsqu'on gravit une haute montagne, où l'air est très-raréfié, la force des muscles devient nécessaire pour maintenir les têtes des os dans leurs cavités articulaires, et il paraît que c'est à cela qu'il faut attribuer le genre particulier de lassitude qu'éprouvent ceux qui voyagent dans des régions très-élevées. Ainsi, c'est seulement dans un espace où l'air est très-raréfié, que les articulations peuvent devenir lâches et mal assurées. »

Cette opinion fut généralement adoptée. Elle a été professée par M. Gavarret à la Faculté de médecine de Paris (3). Il l'a reproduite depuis dans les lignes suivantes (4) :

(1) Voir Ind. bibl., XXXV, p. 333.
(2) Voir Ind. bibl., XXV, p. 112.
(3) Voir Ind. bibl., XII, p. 137.
(4) Voir Ind. bibl., XIII, p. 152.

« Sur les flancs des hautes montagnes, la pression extérieure diminuée ne peut plus faire équilibre au poids du membre inférieur : toutes les fois que le pied quitte le sol, la tête du fémur tend à quitter le fond de la cavité articulaire. Il en résulte que, pour assurer la solidité de l'articulation coxo-fémorale, les muscles doivent, en cas pareil, entrer directement en jeu et s'opposer à cette tendance à la séparation des surfaces articulaires. Ces contractions, presque permanentes des masses musculaires, doivent gêner considérablement les mouvements de locomotion, et sont une des principales causes de l'extrême fatigue, dont s'accompagnent les ascensions de hautes montagnes. »

Ce genre particulier de lassitude a été décrit par M. le Dr Jourdanet (1) :

« Ce sont des douleurs parfois très-vives envahissant les muscles de la cuisse. La vérité est que le mouvement ascensionnel les provoque à cette altitude (celle où le poids de l'atmosphère a diminué d'un tiers), presque chez tous les hommes qui gravissent de hautes montagnes. »

« Elles ne se développent avec une grande intensité que sur un petit nombre d'entre eux ; mais elles peuvent arriver à un degré de violence qui oblige à interrompre l'ascension. Chez tous, sensation pénible ou douleur vive, ce phénomène s'accompagne d'une lourdeur inusitée du membre qui paraît avoir acquis une pesanteur inaccoutumée. »

M. Jourdanet examine ensuite l'opinion qui rapporte ce genre de lassitude à l'intervention active des muscles, pour maintenir en contact les surfaces articulaires, qui se sépareraient sous l'influence de la pesanteur, au moment où la pression atmosphérique serait suffisamment diminuée. Il fait le raisonnement suivant :

Le diamètre de la cavité cotyloïde étant de 54 millimètres au plan d'ouverture, celui-ci présentera une surface de 22 c.q. 89. La

(1) Voir Ind. bibl., XX, p.268 et 269.

pression atmosphérique agit sur ce plan circulaire avec une intensité de 23 k. 645. Si la pression diminue d'un tiers, l'intensité devient 15 k. 746. A cette altitude le poids du membre abdominal n'a pas sensiblement varié. Il est donc le même qu'avant l'ascension, soit 9 kil. environ. Retranchant 9 k. de 15 k. 746, on obtient 6 k. 746, qui représente la pression exercée sur l'articulation coxo-fémorale, par le poids de l'atmosphère, lorsqu'il est diminué d'un tiers. « Ce n'est pas la résistance qui s'est accrue, conclut M. Jourdanet; c'est la puissance qui a diminué dans la proportion de l'élément chargé d'en alimenter la durée. »

Avant d'examiner les conclusions en elles-mêmes, il est juste de vérifier le calcul dont elles dérivent. Or ce calcul est erroné pour deux raisons principales. L'auteur donne à la pression atmosphérique une intensité trop grande, puisque l'influence de l'arrière-fond de la cavité cotyloïde a été complètement négligée. La direction supposée est inexacte parce que, en retranchant le poids du membre abdominal de l'intensité de la pression atmosphérique, pour en déterminer la résultante, l'auteur considère ces deux forces comme directement opposées, par suite toutes les deux verticales, ce qui n'est pas vrai pour la pression atmosphérique.

Le calcul est donc à recommencer. Il comprend trois éléments : le poids du membre abdominal; l'intensité de la pression atmosphérique sur l'articulation coxo-fémorale; l'angle formé par les directions de ces deux forces. Nous connaissons le second élément; déterminons le troisième.

Art. 2. *Détermination de l'angle formé par la direction de la pression atmosphérique, appliquée à l'articulation coxo-fémorale, et celle de la pesanteur, appliquée au membre inférieur.*

Quand le membre abdominal, privé de tout point d'appui extérieur, librement suspendu par la tête fémorale à la cavité cotyloïde, se maintient au repos, sans aucune intervention de la contractilité musculaire, son centre de gravité est verticalement situé au-dessous du centre de la sphère commune à laquelle appartiennent les surfaces articulaires coxo-fémorales, point qui reste immobile dans tous les mouvements de l'articulation. Si le centre de gravité était écarté de cette position d'équilibre, il y reviendrait aussitôt, sous l'influence de la pesanteur, et, dans cette circonstance, le membre abdominal agit comme un véritable pendule composé, dont le point de suspension est le centre articulaire.

La direction de la pesanteur appliquée au membre abdominal étant la verticale menée par le centre O coïncidera avec le diamètre vertical RS, contenu dans le plan de la fig. 10, qui représente une coupe de l'articulation coxo-fémorale gauche, suivant le grand cercle vertical contenant l'axe de la cavité cotyloïde.

La direction de la pression atmosphérique est également contenue dans ce plan et figurée par le rayon OZ. C'est donc l'angle SOZ, mesuré par l'arc SZ, qu'il faut déterminer.

L'arc AK vaut par construction, 90°, puisque OK est perpendiculaire sur AB. Cet arc est formé de trois segments. Nous connaissons la valeur de l'un d'eux KZ. Il mesure l'angle formé par la direction de la pression atmosphérique avec l'axe de la cavité cotyloïde, trouvé dans le chapitre précédent égal à 25° 10' 30''. Déterminons le second segment AS, et nous connaîtrons le troisième, celui que nous cherchons.

La corde DH est parallèle au diamètre AB. Menons la verticale passant par le point H, la droite HI qui sera parallèle à RS. L'angle H et l'angle AOS sont égaux comme ayant leurs côtés parallèles et dirigés dans le même sens. Or l'angle H peut être mesuré directement.

Sur un bassin frais, séparé du tronc, dépouillé de ses parties molles, tant intérieures qu'extérieures, et ruginé pour en rendre le maniement plus facile, j'ouvre l'articulation coxo-fémorale et je sépare la tête fémorale et la capsule fibreuse, de façon à dégager complètement le bord libre du sourcil cotyloïdien. Par un trait de scie, aussi exactement transversal que possible, j'enlève le coccyx et le sommet du sacrum. Puis je dispose le bassin sur une table, dans une position qui représente exactement celle qu'il offrait sur le vivant, au moment de la station debout.

Chez un individu bien conformé, les parties symétriques du bassin sont situées deux à deux, sur une même transversale horizontale, et le plan du détroit supérieur, ou plutôt le diamètre antéro-postérieur de ce détroit (1), présente une inclinaison qui a été mesurée par divers anatomistes. Nægele (2) a trouvé chez la femme une inclinaison moyenne de 59° à 60. Les frères Weber (3) ont trouvé pour les deux sexes une inclinaison moyenne de 63° 30'. M. le professeur Sappey (4) estime que l'inclinaison est de 60° chez la femme, de 55°

(1) Voir note 9.
(2) Voir Ind. bibl., XXVI, p. 209.
(3) Voir Ind. bibl., XXXV, p. 317.
(4) Voir Ind. bibl., XXXI.

chez l'homme. J'ai adopté dans mes recherches, et pour les deux sexes, la moyenne indiquée par Nægele. Je donnerai donc au diamètre sacro-pubien du détroit supérieur l'inclinaison de 60°.

Pour cela, je commençai par figurer ce diamètre à l'aide d'un filament très-fin, d'un cheveu, tendu entre deux vis qui étaient placées sur la ligne médiane, l'une en avant sur le bord supérieur de la symphyse pubienne, l'autre en arrière au niveau du promontoire. Un fil à plomb, également très-fin, était amené près de ce diamètre, et celui-ci disposé de telle sorte que l'angle ouvert en arrière, formé par la juxtaposition des deux filaments, fût égal à 30°, ce que l'on obtenait par une mensuration directe à l'aide d'un rapporteur. L'inclinaison était alors mesurée par le complément de cet angle, c'est-à-dire 60°. C'était donc l'inclinaison cherchée.

Un filament, tendu entre les deux épines iliaques antérieures et supérieures, servait à établir l'horizontalité du bassin. Elle était obtenue quand cette ligne faisait deux angles droits avec le fil à plomb.

Le bassin étant ainsi disposé, je détermine à vue d'œil le point le plus élevé du bord libre du sourcil cotyloïdien. Cette détermination est facile. Pour la vérification, j'approche le fil à plomb de l'ouverture de la cavité cotyloïde, je mets le fil en contact avec le point choisi, et je m'assure que le niveau du contact est plus élevé que pour tous les points voisins. Le point choisi est l'extrémité supérieure H, du diamètre DH (fig. 10). Je détermine l'extrémité inférieure D ; je figure ce diamètre par un cheveu passant par les points H et D, et fixé à des vis enfoncées, au voisinage dans le tissu osseux. A la vis supérieure je fixe un second cheveu muni d'un plomb. Ce deuxième fil à plomb se réfléchit sur le point H, et je maintiens, à l'aide d'une anse, sa contiguïté avec le diamètre DH, au point H. Le bassin est replacé en position et l'angle H est alors exactement figuré. Je le mesure directement, à l'aide d'un rapporteur placé en arrière des filaments, le centre au point H, et je n'ai qu'à lire le nombre de degrés compris entre les filaments.

Il faut ensuite s'assurer que la position du bassin n'a pas varié, surtout dans l'inclinaison du détroit supérieur. Quant à l'horizontalité transversale, on peut la négliger, à la condition d'appliquer les recherches aux deux cavités cotyloïdes. En effet, lorsque le bassin oscille autour d'un axe antéro-postérieur horizontal, l'angle H diminue pour le côté vers lequel le bassin s'élève, la verticale HI restant constante, mais le diamètre DH s'en rapprochant; mais il augmente de la même quantité pour le côté vers lequel s'abaisse le bassin. La somme des deux angles reste donc constante, et la valeur vraie de l'angle H est la moyenne des deux valeurs trouvées, la moitié de leur somme.

J'ai déterminé, par la méthode précédente, l'angle H sur quatre sujets. La colonne 10 du tableau I donne les valeurs trouvées. La moyenne est 39°.

L'arc AS, qui mesure l'angle AOS égal à l'angle H (fig. 10), a donc pour valeur moyenne 39°. Nous connaissons actuellement deux segments du quadran A'K. Le troisième est donc le complément des deux autres. Il est égal à 25° 49' 30''.

Nous pouvons formuler la proposition suivante :

La direction de la pesanteur appliquée au nombre abdominal et celle de la pression atmosphérique à la tête fémorale, ont entre elles une distance angulaire moyenne égale à 25°, 49', 30".

Art. 3. *Poids du membre abdominal.*

La colonne 5 du tableau I montre combien est variable le poids du membre abdominal. Les sujets chez lesquels je l'ai déterminé étaient, il est vrai, presque tous émaciés par les maladies chroniques auxquelles ils avaient succombé. Dans ces conditions, une moyenne n'aurait aucun sens. L'estimation à 9 kil. de M. Jourdanet est parfaitement légitime et peut être adoptée.

Art. 4. *Action du poids du membre inférieur sur la tête fémorale. Comparaison avec celle de la pression atmosphérique. Conclusion.*

Le poids du membre inférieur tend à imprimer à la tête fémorale un mouvement de descente directe. Ce mouvement est impossible à réaliser, parce que la portion de la tête fémorale située à gauche d'un plan vertical passant par le point A (fig. 10) ne saurait traverser la paroi de la cavité cotyloïde avec laquelle elle est en contact. La résistance de cette paroi transformerait ce mouvement de descente verticale, en un mouvement de rotation exécuté autour du point A. Il est représenté par la fig. 12.

La force OP (fig. 11), dont l'intensité mesure 9 kil., peut se décomposer en deux autres ; l'une dirigée suivant OA, l'autre suivant l'axe de la cavité cotyloïde OK.

La composante OA est la pression excercée par la tête fémorale sur le point A de la cavité cotyloïde ; la composante dirigée suivant OK, c'est-à-dire tangente à l'arc OL (fig. 12), trajectoire du point O, mesure l'intensité de la force directe qui produit le mouvement de rotation. Déterminons ces deux composantes.

Elles sont les deux côtés OH,OK, (fig. 8), du rectangle dont la diagnonale est représentée en grandeur et en direction par leur résultante OP. Elles ont, comme intensité, la composante OH, 6 k. 994, et la composante OK, 5 k. 664 (1). C'est-à-dire que, *lorsque la pesanteur imprimerait à la tête fémorale le mouvement de la figure* 12, *le point A*, *appartenant à la cavité cotyloïde, subirait de la part de cette tête une pression de* 6 *k.* 994, *détruite par la résistance du point A* ; *et la force qui sollicite le centre de la tête fémorale, à se mouvoir suivant un arc de cercle dont elle est la tangente, serait égale à* 5 *k.* 664.

Nous pouvons appliquer le même raisonnement à la résultante de la pression atmosphérique, représentée par la ligne OF (fig. 11), et la décomposer en deux forces dirigées suivant AO et KO. Elles sont données par la construction de la fig. 9, et se trouvent respectivement égales OI à 5 k. 740,OC à 12 k. 216 (2),c'est-à-dire que *sous l'influence de la pression atmosphérique,la tête fémorale exerce, sur le fond de la cavité cotyloïde, une pression égale à* 12 *k.* 216, *et sur l'extrémité supérieure du rebord osseux une pression égale à* 5 *k.* 740.

(1) Voir note 10.
(2) Voir note 5.

Nous avons donc, appliqué au centre de l'articulation coxo-femorale (fig. 13), un système de quatre forces, directement opposées, deux à deux. Celles qui représentent l'action de la pesanteur sont OH et OK : celles qui représentent l'action de la pression atmosphérique sont OC et OI. Ces quatre forces admettent deux résultantes égales à la différence des deux forces directement opposées, et dirigées dans le sens de la plus grande. Les deux résultantes sont représentées par les flèches AD et OK (fig. 14), respectivement égales, AD à 1 k. 254, OK à 6 k. 552.

Nous pouvons donc formuler les propositions suivantes:

1° *La pression atmosphérique, s'exerçant sur la tête fémorale, s'oppose de deux manières aux effets de la pesanteur sur le membre abdominal.*

2° *Elle diminue considérablement la pression, exercée par la tête fémorale, sur la partie inférieure de la cavité cotyloïde. Cette pression dont l'intensité, pour le cas où le membre abdominal péserait* 9 *kilogrammes, équivaudrait à* 6 *k.* 994 *se trouve réduite à* 1 *k.* 254.

3° *Elle s'oppose complètement à la sortie de la tête fémorale hors de la cavité cotyloïde, et de plus, exerce sur le fond de cette cavité une pression de* 6 *k.* 552, *dirigée suivant son axe.*

Nous pouvons étudier maintenant les effets produits par les variations barométriques sur l'articulation coxo-fémorale.

Art. 5. *Influence des variations barométriques sur l'articulation coxo-fémorale.*

§ Ier. *Variations accidentelles.* — Si la hauteur barométrique diminue, la pression devient également moindre. Les composantes OC,OI (fig. 13),qui équivalent à la résultante de cette pression, diminuent dans la même proportion. Quant aux composantes OH,OK, qui expriment le poids du membre,elles ne varieront pas sensiblement ; car l'intensité de la pesanteur ne diminue que de $\frac{1}{750}$ pour une élévation verticale d'une lieue. (G[al]. Poncelet). Elles peuvent donc être regardées comme constantes.

Soit d'abord la composante OI (fig. 13). Celle-ci diminuant et la force OH restant constante, leur résultante AD (fig. 14) augmentera jusqu'à la valeur maximum OH=7 kil. environ, au moment où la pression atmosphérique deviendra nulle, condition qui ne peut être réalisée. Il en résulte donc une augmentation de la pression qu'exerce la tête fémorale sur la partie inférieure de la cavité cotyloïde. Il semble qu'il doive en résulter de plus une exagération proportionnelle du frottement. Il n'en est rien. Car, en même temps, la composante OC (fig. 13) diminue proportionnellement. La composante OK restant constante, la différence OC-OK, ou la résultante OK (fig. 14) diminue. La pression subie par le point C, qu'exprime cette résultante, diminue donc, à mesure que celle subie par le point A augmente, et proportionnellement. La pression totale subie par la cavité cotyloïde de la part de la tête fémorale, n'aura donc pas varié.

Nous pouvons formuler la proposition suivante :

Quand la pression atmosphérique diminue, la pression exercée par la tête fémorale sur la cavité cotyloïde reste constante. Mais la répartition de cette pression, sur les différents points de la cavité cotyloïde, varie. Elle diminue au sommet de la cavité pour augmenter proportionnellement vers la partie inférieure de son rebord osseux.

On pourrait croire que le point A (fig. 14), appartenant au bourrelet cotyloïdien, au moment où il franchit, comme un pont, l'échancrure ischio-pubienne, se laisse déprimer sous l'influence de la presssion AD. Il n'en est rien, parce que la tête fémorale est maintenue un peu plus haut et de chaque côté par les bords osseux de l'échancrure, qui doivent être pressés en même temps par la tête fémorale et résistent parfaitement.

Examinons maintenant si les surfaces articulaires peuvent s'abandonner par le fait de la dépression barométrique, c'est-à-dire comparons les deux forces OC,OK (fig. 13).

La force OC, qui relève de la pression atmosphérique, possède comme intensité 12 k. 216, et la force OK qui relève de la pesanteur, 5 k. 664. La fraction $\frac{12216}{5664} = 2.1568$ exprime le rapport de ces deux forces. Lorsque la composante OC sera devenue égale à OK, elle sera exprimée par le rapport $\frac{12 \text{ k. } 216}{2.1568}$. L'intensité de la pression atmosphérique aura diminué dans la même proportion et deviendra $\frac{13 \text{ k. } 497}{2.\ 1568} = 6 \text{ k. } 257.$

La hauteur du baromètre sera $\frac{760 \text{ mm.}}{2.1568} = 352 \text{ mm. } 4$ (1).

Nous en concluons que, lorsque la hauteur du baromètre tombe à 352 millimètres environ, la composante OC (fig. 13) devient égale à OK, et leur résultante OK (fig. 14) est nulle; c'est-à-dire que le point O ne sera sollicité par aucune force dans la direction CK, ou du moins reste en équilibre. Si la hauteur barométrique diminue encore, OC (fig. 13) devient moindre que OK, et leur résultante, OC-OK, devient réelle et négative, c'est-à-dire que la pesanteur agit sur le centre O, en sens inverse de la flèche OK (fig. 14, et fait sortir la tête fémorale de sa cavité, mouvement représenté par la fig. 12, avec une intensité maximum de 5 k. 664 qui ne sera jamais atteinte.

Nous pouvons donc formuler la proposition suivante :

Lorsque la pression barométrique devient inférieure à 352 millimètres environ, le poids du membre abdominal, supposé de 9 kilogrammes, l'emporte sur la pression atmosphérique et fait sortir la tête fémorale de la cavité cotyloïde.

Cette pression de 352 millimètres n'est qu'une moyenne et sa valeur vraie doit varier suivant les individus. Elle deviendra plus élevée lorsque l'intensité de la pression atmosphérique sur l'articulation coxo-fémorale se trouvera diminuée, par l'effet de dimensions moindres de la cavité cotyloïde proprement dite, ou plus grandes de l'arrière-fond, lorsque le poids du membre abdominal sera supérieur à 9 kilogrammes.

Ces conditions doivent se réaliser assez souvent, la

(1) Voir note 12.

dernière surtout. Les hommes qui se soumettent aux grandes dépressions barométriques sont des individus généralement vigoureux, et le poids de leurs membres abdominaux peut excéder 9 kilogrammes. J'ai trouvé sur un sujet mort à l'hôpital un poids supérieur à 9 kilogrammes. Voir colonne 5 du tableau I.

Il est donc possible, et même probable, que les surfaces articulaires coxo-fémorales pourront s'abandonner à des hauteurs barométriques supérieures à 352 millimètres, mais très-voisines, par exemple à 390 millimètres.

M. le professeur P. Bert s'est soumis à cette pression de 39 centimètres, en se plaçant dans une cloche où l'air était progressivement raréfié (1). Quand la pression fut devenue 45 centimètres de mercure, correspondant à l'altitude de Calamarca (Bolivie), égale à 4161 mètres' il éprouva des nausées que la persistance de la pression sembla avoir fait disparaître. Peu après la face s'est congestionnée et il a éprouvé des vertiges, des éblouissements. Quand la pression eut atteint son minimum 39 centimètres, il a observé un curieux phénomène : en voulant lever la jambe, les muscles qu'il contractait ont été pris subitement de tremblements violents et de soubresauts convulsifs semblables à ceux qui surviennent après des efforts multipliés, amenant un profond épuisement.

D'après ce qui a été dit précédemment, nous sommes en droit de penser que ce curieux phénomène reconnaissait, au nombre de ses causes, la séparation, tout au moins momentanée, des surfaces coxo-fémorales. Sans

(1) Voir Ind. bibl., III, p 929.

doute, la cause principale était la raréfaction de l'air, la diminution dans la quantité d'oxygène inspirée, qui, se brûlant dans l'économie, produit de la chaleur, laquelle se convertit en force motrice, en contraction musculaire. Cette dernière était donc considérablement diminée. Les faits exposés et démontrés par M. P. Bert sont indéniables. Mais la force motrice n'était pas complètement abolie, puisque le savant expérimentateur contractait des muscles. Il y avait, non pas suppression, mais perversion du mouvement. Au lieu d'une flexion régulière, par exemple, les muscles produisaient par leur contraction de violents tremblements, des soubresauts convulsifs, et ces mouvements désordonnés pouvaient, je dirai même devaient, reconnaître pour une de leurs causes, la séparation des surfaces articulaires au moment où ils commençaient à se produire.

La hauteur barométrique de 39 centimètres est celle observée au Mont-Blanc dont l'altitude atteint 4815m,9 (1). A cette altitude, les fonctions de l'articulation coxo-fémorale peuvent donc être profondément troublées par la séparation possible des surfaces articulaires. La séparation s'effectuant pendant les mouvements de l'article, ils ne seront plus réguliers et ne pourront servir au but que l'on se propose, par exemple, la marche ascendante. Il n'est pas indifférent, en effet, que la tête fémorale occupe telle ou telle position, par rapport à la cavité cotyloïde. Pour que les muscles se contractent régulièrement, que les leviers osseux obéissent avec leur précision ordinaire, il faut que les rap-

(1) Voir Ind. bibl., II, p. 329.

ports anatomiques normaux, auxquels la contractilité musculaire est habituée depuis longtemps, n'aient pas varié. Autrement, le premier effet de toute contraction musculaire, accomplie dans une intention bien déterminée, sera différent de l'effet voulu. Elle devra replacer d'abord les surfaces articulaires en contact et n'interviendra qu'après, pour produire un mouvement physiologique ordinaire. Une certaine partie du travail moteur est donc consacrée à vaincre les nouvelles résistances de la machine, et le travail utile diminuera d'autant. Pour que le travail utile reste le même, il faudra que la puissance motrice, la contractilité musculaire, augmente proportionnellement aux résistances nouvelles, et la suractivité se traduira par un sentiment de fatigue particulier. De plus, au moment choisi pour lui demander de nouveaux efforts, la contractilité musculaire est épuisée par l'élévation verticale du corps humain qu'elle a produite, et se trouve considérablement amoindrie par production insuffisante de la chaleur animale et sa déperdition dans un milieu considérablement refroidi.

§ II. — *Dépression barométrique considérable habituelle. Influence de l'altitude sur la conformation des membres.* — Entre le fonctionnement régulier de l'articulation coxo-fémorale, tel que nous en jouissons à notre faible altitude, et la perturbation profonde qui traduira la séparation des surfaces articulaires, à l'altitude de 35 à 39 centimètres de mercure, et contre laquelle devra lutter une intervention musculaire active, la transition ne saurait -être brusque et immédiate. Il n'est pas indifférent que la force qui maintient les sur faces articulaires en contact et qui ne réside, ni dans les surfaces elles-mêmes, ni dans le bourrelet cotyloïdien, ni dans les muscles environnants, diminue d'une quantité considérable. L'organe manquerait de solidité, et quand, au poids du membre abdominal, s'ajouterait une action quelconque mais de même sens, la tête fémorale abandonnerait la cavité cotyloïde jusqu'à distension de la capsule fibreuse, d'où résulterait une perturbation profonde.

Il est des lieux habités du globe dont l'altitude dépasse 4000 mètres. Au Pérou, la maison de poste d'Apo atteint 4382 mètres ; celle d'Ancomarca (habitée seulement pendant quelques mois de l'année), 4330. Le village de Tacora (Pérou) est à 4173; les villes de Calamarca et Potosi (Bolivie) sont à 4161 et 4061 mètres (1). D'après M. Gavarret (2), Boussingault rapporte qu'un combat célèbre, celui de Pichincha, s'est livré à une hauteur peu différente de celle du Mont-Rose (4736 mètres).

Les habitants de ces lieux élevés sont donc dans des conditions très-défavorables au point de vue de la solidité du contact des surfaces articulaires coxo-fémorales. Parmi les moyens que l'organisme possède de remédier à ces mauvaises conditions barométriques, il en est un que je crois pouvoir signaler : c'est la brièveté relative des membres, tant thoraciques qu'abdominaux. N'ayant en vue que l'articulation coxo-fémorale, je traiterai seulement des derniers.

(1) Voir Ind. bibl., II, p. 317.
(2) Voir Ind. bibl., XII, p. 138.

M. Jourdanet écrit (1) :

« Tous les voyageurs vous diront que, pour des races de provenance identique, la taille est plus élevée chez les habitants des plaines basses que chez ceux dont les grandes altitudes ont modifié les proportions corporelles. »

Alcide d'Orbigny avait, le premier, énoncé ce fait d'observation dans les pages suivantes (1):

« L'influence de l'élévation, de l'habitation permanente sur les montagnes, nous paraît entrer pour beaucoup dans la taille moyenne relative de l'homme américain : Nous voyons, par exemple, tous nos Péruviens rester les plus petits entre les nations que nous comparons; ils habitent plus particulièrement des plateaux compris entre les limites d'élévation de 2000 à plus de 4700 mètres au-dessus du niveau de la mer, où l'air est fortement raréfié. Si nous suivons les autres peuples montagnards, nous les voyons, en nous avançant vers le Sud, à mesure que les latitudes plus froides les for. cent à descendre des plateaux sur des points moins élevés ; nous les voyons, disons-nous, prendre une taille plus élevée ; les Araucanos sont plus grands que les Péruviens; et les Fuégiens, qui, au milieu de leurs montagnes glacées, en suivent le littoral seulement, sont plus grands que les Araucanos. Sous les zones chaudes, nous trouvons les mêmes circonstances, en descendant des plateaux sur le versant oriental des Andes : les Apolistas du rameau antisien sont les plus petits, tandis que les autres nations qui en dépendent, ont une taille, en quelque sorte, relative à la hauteur du lieu où elles sont fixées ; ainsi, en passant des Apolistas aux Tacanas et aux Mocétènes, la taille augmente; aussi les Yuracarès du pied de la chaîne sont les plus grands de tous. Deux faits curieux viendraient confirmer cette influence ; dans les vallées chaudes et humides de la Bolivia, la taille des Quichuas est plus avantageuse que sur les plateaux. La nation Araucana nous offre le même phénomène ; la plus petite de toutes ses tribus est celle des Pihuenches, habitants des montagnes, tandis que les Ranqueles, bien

(1) Voir Ind. bibl., XX, p. 321.
(2) Voir Ind. bibl., XXVII, p. 47-49.

plus hauts de taille, sont fixés, depuis des siècles, dans les plaines voisines des Andes.

« Les observations que nous avons faites sur les peuples composant la race pampéenne, confirment aussi notre allégation ; le point le plus élevé de sa circonscription géographique, est la province de Chiquitos, formée des collines granitiques servant de partage entre les grands systèmes des versants de l'Amazone et de la Plata. Il est curieux de trouver là les hommes de plus petite taille, tandis que la taille moyenne augmente à mesure qu'on s'éloigne de ce centre, en descendant vers les plaines du Sud, jusqu'à ce qu'on arrive aux Patagons du littoral maritime, ou du côté du Nord, en se dirigeant vers les plaines de la province de Moxos. On en conviendra sans doute avec nous. De tout ce qui précède, il est difficile de ne pas conclure que l'action prolongée de la raréfaction de l'air sur les plateaux peut influer sur le rapetissement de la taille moyenne de l'homme; puisque ce fait est démontré, non-seulement par l'ensemble des peuples, mais encore par les preuves qu'en offre le lieu même où vivent les tribus d'une même nation. »

D'Orbigny examine ensuite les variations apportées à la taille par les différences de latitude, climat, nature des milieux et ne reconnaît à ces conditions aucune influence (1) :

« La décroissance de la taille ne coïncide nullement avec les limites de la latitude où vivent les nations.

« Si la nature des terrains influe plus ou moins, suivant que ceux-ci sont composés de plaines ou de montagnes, on voit en même temps que ces mêmes plaines, soit qu'elles s'étendent sous la zone froide ou sous la zone chaude, soit qu'elles se montrent sèches et arides, ou qu'elles présentent des terrains inondés, ne font pas sensiblement varier le taille, au moins dans l'ensemble des nations. »

Les faits observés et les conclusions précédentes se rapportent non-seulement aux hommes, mais encore

(1) Voir Ind. bibl., XXVII, p 52.

aux femmes, et l'écart entre la taille moyenne de l'un et l'autre sexe est peu marqué. La proportion entre la taille moyenne et celle des femmes serait, dit d'Orbigny (1) :

« Pour les nations américaines que nous avons observées. tout à fait contraire à ce qui existe en Europe. M. Isidore Geoffroy-Saint-Hilaire dit dans ses savantes recherches (Histoire générale et particulière des anomalies de l'organisation, tome Ier, p. 236): « Les femmes sont beaucoup plus petites, proportion gardée avec « les hommes dans les contrées où ceux-ci atteignent une taille « très-élevée. » La différence entre la taille moyenne des Quichuas et des femmes de la même nation est de 140 millimètres, ou moins d'un cinquième de la taille moyenne des hommes. »

Toute variation de taille peut être réalisée de deux façons différentes. Ou bien elle porte également, et dans le même sens, sur la tête, le tronc et les membres abdominaux, trois éléments à considérer, auquel cas les rapports normaux de ces parties ne varient point. Ou bien elle les atteint inégalement, soit dans le même sens, soit en sens contraire, une partie diminuant quand l'autre augmente, et le rapport normal est modifié.

C'est de la seconde manière que sont réalisées les variations de taille dont nous parlons. M. Jourdanet écrit (2):

« L'Indien apparaît partout à l'observateur avec des membres dont les dimensions exiguës ne semblent nullement en rapport avec le développement de la totalité du tronc. » Il donne des mesures. Le même développement thoracique, constaté chez des Indiens présentant une taille de 160 à 163 centimètres, demande chez les créoles une taille de 168 à 173 centimètres.

(1) Voir Ind. bibl., XXVII, p. 53.
(2) Voir Ind. bibl., XX, p. 316 et 317.

Le rapport de la longueur des membres abdominaux à celle du reste du corps se trouve donc modifié à de grandes altitudes : il devient plus petit.

Le fait peut être expliqué de deux manières. Ou bien la longueur de la tête et du tronc, formant le dénominateur du rapport que nous considérons, augmente, la longueur des membres abdominaux, qui forme le numérateur, restant constante ; ou bien la seconde diminue, tandis que la première longueur ne varie pas.

Il semble, de prime-abord, que ce soit la hauteur du tronc qui doive augmenter par développement de l'appareil respiratoire et de la cage thoracique, à cause de la raréfaction de l'air. D'Orbigny admettait cette explication M. Jourdanet la combat et conclut (1) :

« Nous arrivons ainsi forcément, par l'examen d'une longue série de faits, à la conviction que les habitants des altitudes ne sont guère organisés autrement que nous-mêmes, au point de vue des fonctions respiratoires, et qu'ils n'ont pas en réalité besoin de l'être, puisqu'ils ne respirent pas d'ordinaire avec une énergie bien différente. »

M. D. Forbes est arrivé à des conclusions directes (2). J'en emprunte le résumé à M. Darwin (3):

« Dans tous les Aymaras mesurés (par M. D. Forbes), le fémur était plus court de fait que le tibia. La longueur du fémur, comparée à celle du tibia, est en moyenne de 211 à 252, tandis que, sur deux Européens mesurés en même temps, le rapport des fémur aux tibias était de 244 à 230 et dans trois nègres de 258 à 241. L'humérus est de même plus court relativement à l'avant-

(1) Voir Ind. bibl., XX, p. 324.
(2) Voir Ind. bibl., XI.
(3) Voir Ind. bibl., VII, p. 128 et 129.

bras. Ce raccourcissement de la partie du membre qui est la plus voisine du tronc, paraît, comme me l'a suggéré M. Forbes, être un cas de compensation en rapport avec l'allongement très-prononcé de ce dernier.

« Ces hommes sont si complètement acclimatés à leur résidence froide et élevée que, comme autrefois, lorsque les Espagnols les faisaient descendre dans les basses plaines orientales, ils le font actuellement, tentés par les salaires considérables des lavages aurifères, ils subissent une mortalité effrayante. Néanmoins M. Forbes, en ayant encore trouvé deux familles qui avaient survécu pendant deux générations, remarqua qu'elles avaient encore hérité de leurs particularités caractéristiques. Mais il était évident, même à première vue, que toutes avaient diminué; et leur mesure exacte montra que leurs corps étaient moins allongés que ceux des hommes des hauts plateaux, tandis que leurs fémurs étaient devenus plus longs, ainsi que leurs tibias, quoique à un degré moindre. Le lecteur trouvera les mesures exactes dans le mémoire de M. Forbes, Ces précieuses observations, je crois, ne laissent pas de doute sur le fait, qu'une résidence pendant de nombreuses générations, à une grande élévation, tend à déterminer, tant directement qu'indirectement, des modifications héréditaires dans les proportions du corps. »

Nous arrivons donc, soit par exclusion, soit directement, à rapporter uniquement aux membres abdominaux la diminution de taille, allant de 8 à 10 centimètres, qu'offrent les Indiens habitant des lieux très-élevés.

Un simple coup d'œil jeté sur la planche du traité de M. Jourdanet (1), qui met en présence les corps nus d'une Européenne et d'une Indienne, montre jusqu'à l'évidence la vérité de cette conclusion.

L'explication de ce fait singulier n'ayant pas été donnée, je me permets d'exposer la suivante. Puisque le tronc

(1) Voir Ind. bibl., XX.

ne diminue pas dans sa totalité, quand l'altitude augmente, il en est de même de toutes ses parties, le bassin en général et la cavité cotyloïde en particulier. La tête fémorale, devant exactement remplir cette cavité, conserve ses dimensions primitives. L'articulation coxo-fémorale présente donc, à l'action de la pression atmosphérique, une surface de même étendue.

Si la surface d'action de la pression atmosphérique ne diminue pas par l'altitude, l'intensité de cette action sur l'unité de surface, et par suite, l'intensité totale sur l'articulation diminuent considérablement. Le poids du membre abdominal tend à séparer les surfaces articulaires, et neutralise presque l'effet utile de la pression atmosphérique. Il est évident que, si ce poids diminue lui-même en même temps que la pression atmosphérique, les conditions deviendront bien meilleures pour le fonctionnement de l'articulation coxo-fémorale. Or, cette diminution de poids est réalisée directement, par celle observée dans la longueur des membres abdominaux.

La diminution de longueur entraîne sans doute une diminution proportionnelle des deux autres dimensions. Prenons, comme longueur moyenne du membre inférieur, à l'altitude où nous vivons, 0 m. 90. Chez les Indiens des hauts plateaux elle est réduite de 0 m. 10, soit de $\frac{1}{9}$ de sa valeur primitive, dont elle ne mesure par conséquent plus que les $\frac{8}{9}$. Il en sera de même pour la largeur et l'épaisseur, et, si nous déterminons le nouveau volume du membre, nous voyons qu'il est devenu les $\frac{64}{81}$ = 0,790 millièmes de sa valeur primitive. Une diminution proportionnelle affectera le poids du membre qui, de 9 kil. sera réduit à 7 k. 110.

Nous avons donc une diminution notable dans le poids du membre inférieur et les effets nuisibles de la dépression atmosphérique se trouvent diminués d'autant.

Remarquons que la diminution dans la longueur du membre inférieur atteint surtout le fémur, devenu plus petit que le tibia, à l'inverse de ce qui existe pour les Européens, par conséquent l'os dont les mouvements se produisent dans l'articulation coxo-fémorale. Le fémur représente donc un levier plus court : la longueur du pas devient moindre et la vitesse de la marche est diminuée dans la même proportion. Mais ce n'est pas une circonstance défavorable. Loin de là : ce que l'on perd en vitesse, on le gagne en force. Pour l'homme qui demande au fonctionnement de ses articulations coxo-fémorales la production d'une certaine quantité de travail, la condition n'est pas d'aller vite, d'arriver au but en quelques instants, mais bien de faire produire à chaque mouvement, à chaque contraction musculaire, un travail utile déterminé, quel que doive être le temps nécessaire pour la réalisation du travail total. Comment pourrait-il être obtenu si les résistances du mécanisme, la séparation des surfaces articulaires constituerait une véritable résistance, absorbaient à elles seules toute la puissance motrice !

Le raisonnement serait le même pour démontrer que la diminution de la force développée par les muscles qui meuvent le fémur, accompagnant nécessairement leur diminution de poids, n'est pas défavorable. Chaque contraction musculaire sera moins énergique, absolument. Mais qu'importe si les résistances ont diminué dans une plus forte proportion, si la contraction musculaire est capable de produire chaque fois un travail utile? Elle se répétera autant de fois qu'il sera nécessaire et le but cherché sera toujours sûrement atteint.

Je résume ce qui précède dans la proposition suivante :

La diminution de la taille observée chez les habitants des hautes altitudes affecte exclusivement les membres abdominaux, les dimensions des articulations coxo-fémorales restant les mêmes. Cette diminution de la longueur des membres détermine une diminution correspondante de leur volume et de leur poids, qui remédie aux conséquences défavorables entraînées directement par la diminution de la pression atmosphérique, pour le mécanisme de l'articulation coxo-fémorale.

Nous voyons donc nettement ici « la subordination de l'organe à la fonction et la relation intime des éléments de l'organe avec les éléments de la fonction» (1). Les conclusions précédentes sont conformes à la formule de M. J. Guérin : « La fonction fait l'organe », formule brève et saisissante, selon l'expression de M. Marey, qui cite, à l'appui, un grand nombre de faits démontrant la parfaite variabilité du squelette et du système musculaire (2). « Quand nous disons : la fonction fait l'organe, écrit M. J. Guérin (3), nous en-

(1) J. Guérin. Voir Ind. bibl., XVIII, p. 26.
(2) Voir Ind. bibl., XXIII, p. 88 et suiv.
(3) Voir Ind. bibl., XVIII, p. 25.

tendons que les conditions mécaniques mises en jeu par l'exécution fonctionnelle ont pour effet de réaliser la forme et la composition spécifique de tel ou tel organe. »

Enfin, si la relation de cause à effet, entre la diminution de la pression atmosphérique et la brièveté relative des membres, était admise, elle serait une nouvelle preuve, directe, apportée à la théorie du Transformisme de Lamarck et Darwin, principalement dans le sens du premier, l'influence des milieux. Si le passage de l'état primitif à l'état actuel, c'est-à-dire la diminution progressive de la taille avec l'altitude, n'a pas été observé, le phénomène inverse, le retour à l'état primitif, l'augmentation de la taille par la diminution de l'altitude, a été très-exactement constaté par M. D. Forbes. Il a vu qu'il suffisait aux Indiens des hauts plateaux, de vivre à des altitudes moindres, pendant deux générations, pour que les modifications apportées à leur organisme fussent sensibles. Elles consistaient dans l'augmentation de longueur des membres abdominaux et thoraciques, portant sur tous leurs segments, mais principalement sur les plus élevés, la cuisse et le bras, qui avaient à se mouvoir dans les articulations primitivement et directement influencées par les nouvelles conditions des milieux extérieurs.

CHAPITRE IV.

DÉTERMINATION PAR RAPPORT A DES PLANS CONNUS, DE LA POSITION DANS L'ESPACE, AU MOMENT DE LA STATION VERTICALE DE L'AXE ET DU PLAN D'OUVERTURE DE LA CAVITÉ COTYLOÏDE.

La mensuration directe de l'angle H (fig. 10) nous a donné 39° comme valeur moyenne. Or cet angle est égal à l'angle NOK (1), qui exprime l'inclinaison de l'axe, OK, de la cavité cotyloïde.

Nous savons donc que l'axe de la cavité cotyloïde est situé dans un plan vertical passant par le centre de l'articulation et qu'il présente une inclinaison moyenne de 39°. Nous savons de plus que ce plan vertical passe par le sommet de la cavité cotyloïde. Sa position dans l'espace est donc parfaitement déterminée. Toutefois le sommet de la cavité cotyloïde est un mauvais point de repère, parce qu'il est impossible de s'en figurer la position, et doit être remplacé par un autre mieux connu, plus facile à imaginer.

J'ai choisi, comme repère, le plan vertical passant par les deux centres des articulations coxo-fémorales. Ce plan, est-il besoin de le dire, contient l'axe de rotation commun des deux articulations et se trouve, en même temps que verticalement, transversalement dirigé.

La fig. 15 présente une coupe horizontale de l'articulation coxo-fémorale gauche, menée par le centre O. Le

(1) Voir note 13.

diamètre transversal T R, est l'intersection avec le plan repère et le diamètre M N, celle du plan à déterminer. L'angle R O N mesure l'écartement de ces deux plans (1).

La considération de la figure nous montre que l'angle R O N et l'angle A O S sont égaux comme compléments du même angle N O S. Par l'extrémité postérieure H, du diamètre, DH, du plan d'ouverture de la cavité, menons la droite HI, perpendiculaire sur TR, par conséquent, parallèle à PS. Nous avons alors les angles H et A O S égaux, comme ayant leurs côtés parallèles et dirigés dans le même sens.

Il nous faut donc déterminer l'angle H, situé dans le plan horizontal auquel appartient la figure 15.

Faisons tourner, de bas en haut et d'arrière en avant, le plan de cette figure, autour du diamètre transversal, T R, considéré comme axe, et que l'angle de rotation soit un angle droit. Le plan horizontal sera devenu vertical et la droite H I n'aura pas cessé d'être perpendiculaire à l'axe de rotation. Située dans un plan vertical et perpendiculaire à la ligne horizontale, TR, elle sera devenue elle même verticale, et sa direction sera donnée par le fil à plomb. L'angle H n'aura pas varié. Nous pourrons lui construire ses côtés réels et le mesurer directement, comme je l'ai fait pour l'inclinaison de l'axe de la cavité cotyloïde.

Les deux mensurations doivent être faites successivement. Après avoir mesuré l'inclinaison de l'axe, le bassin restant dans la position précédemment indiquée, il faut déterminer les deux extrémités, H et D (fig. 15),

(1) Voir note 14.

du diamètre horizontal du cercle d'ouverture de la cavité cotyloïde. La détermination en est facile : ce sont les points du bord libre du bourrelet cotyloïdien également distants des extrémités, H et D (fig. 10), du diamètre appartenant au plan vertical, que nous avons déjà figuré matériellement. Le diamètre horizontal peut alors être construit de la même manière. Ensuite, nous faisons tourner le bassin, sans que les points symétriques perdnt eleur horizontalité, jusqu'à ce que l'extrémité postérieure, H (fig. 15), du diamètre horizontal, le point le plus reculé du bourrelet, en devienne le plus élevé, auquel cas nous jugeons que la ligne DH est dans un plan vertical. La ligne HI étant figurée par un fil à plomb, le point de séparation des filaments, ou le sommet de l'angle, étant bien en H, cet angle est mesuré directement.

J'ai mesuré cet angle sur trois sujets, et la colonne 11 du tableau I donne les valeurs obtenues. La moyenne de ces valeurs est 20°, c'est la mesure de l'angle NOR (fig. 15), angle rectiligne correspondant à l'angle dièdre qu'il fallait déterminer.

Cet angle mérite un nom spécial. Le plan-repère, plan vertical et transversal, qui divise en deux moitiés, antérieure et postérieure, le corps tout entier, et qui se trouve ainsi parfaitement déterminé, peut, dans l'étude des surfaces sphériques de l'articulation coxo-fémorale, être considéré comme leur plan méridien, comme l'origine des distances angulaires horizontales. Dès lors la distance angulaire d'un point, à ce plan, deviendra la déclinaison du point considéré.

Le plan vertical dont nous venons de déterminer la

déclinaison ne contient pas seulement l'axe de la cavité cotyloïde, mais encore celui de l'arrière-fond et la direction de la pression atmosphérique. *Ces trois directions ont donc même déclinaison.* Nous pouvons déterminer l'inclinaison des deux dernières. L'axe de l'arrière-fond est représenté par MN (fig. 10). L'arc formé avec le diamètre vertical est exprimé par MS = AS + MS. L'arc AS = 39°. L'arc AM est égal à la demi-valeur moyenne de l'amplitude maxima de l'arrière-fond, AE, donnée par la colonne 7 du tableau II, soit 50° 21' 14". L'arc MS vaut deux 39° + 50° 21' 14", c'est-à-dire un angle droit environ. Nous en concluons que : *l'axe de l'arrière-fond est horizontal, qu'il a une inclinaison nulle.*

Nous savons que la direction de la pression atmosphérique fait avec l'axe de la cavité cotyloïde et au-dessous de lui, un angle de 25° environ. En ajoutant cet angle à l'inclinaison de l'axe de la cavité, nous obtenons celle de la résultante de la pression atmosphérique, soit 64°. *La direction de la résultante atmosphérique sur l'articulation coxo-fémorale présente donc une inclinaison moyenne de* 64°.

Les indications données sur la position du plan d'ouverture de la cavité cotyloïde qui consistent à dire que ce plan regarde en dehors, en bas et en avant, peuvent être précisées davantage et remplacées par les propositions suivantes :

1° *L'axe de la cavité cotyloïde est dirigé au-dessous d'un plan horizontal passant par les deux centres articulaires, et fait avec ce plan un angle moyen de* 39°, *ouvert en dehors. C'est l'inclinaison de l'axe de la cavité cotyloïde*;

2° *Le plan vertical qui contient cet axe est dirigé en avant d'un second plan vertical et transversal passant par les deux centres articulaires, et fait avec ce plan un angle moyen de* 20°, *ouvert en dehors. C'est la déclinaison de l'axe de la cavité cotyloïde;*

3° *L'inclinaison de l'axe de la cavité cotyloïde est sensiblement double de sa déclinaison. La somme de ces deux angles est sensiblement égale à* 59 *ou* 60°, *qui exprime l'inclinaison du diamètre sacro-pubien du détroit supérieur.*

Quant au plan d'ouverture de la cavité cotyloïde, comme il est perpendiculaire à l'axe, son inclinaison et sa déclinaison seront respectivement égales à l'angle complémentaire de l'inclinaison et de la déclinaison de cet axe, soit à 51° et 70°.

CHAPITRE V.

RECHERCHES EXPÉRIMENTALES.

Si les recherches expérimentales ne sont exposées qu'après les considérations théoriques, c'est que nous n'aurions pu discuter et comprendre d'emblée les résultats, parfois très-différents, de l'expérimentation cadavérique. Ainsi, pour le sujet inscrit sous le numéro 8, nous voyons à la colonne 10 du tableau I, deux charges très-différentes, 11 k. 935 et 47 k. 900, ayant déterminé chacune la chute d'une tête fémorale. Mais les recherches expérimentales que je vais exposer ne peuvent encourir le reproche d'avoir été instituées pour les besoins de la cause, et dirigées vers un résultat connu d'avance. Elles ont précédé de fait les considérations théoriques qui n'en sont que l'explication. Je puis en donner la preuve.

Dans l'expérimentation, je devais laisser intacte la région de la hanche. Pour les considérations théoriques, j'avais besoin de mesures prises sur le bassin dépouillé et en particulier sur la cavité cotyloïde, la tête fémorale en ayant été séparée. Or, j'ai comparé, pour chaque sujet, les résultats expérimentaux à ceux calculés en raison des mesures obtenues. Les premiers ont donc nécessairement précédé les seconds.

Les moyens d'expérimentation employés ont été très-élémentaires. Le bassin était séparé du reste du tronc, au niveau de la dernière vertèbre lombaire, et les deux cuisses amputées un peu au-dessous des trochanters. Les os iliaques étaient perforés en trois points; ce qui permettait d'y passer des liens de suspension à une traverse horizontale solide. Le fémur était perforé, un peu au dessus de la section qui en formait l'extrémité inférieure, et l'orifice obtenu livrait passage à une anse de corde, qui soutenait un plateau circulaire, analogue à un plateau de balance, et destiné au même usage.

Le bassin étant suspendu et solidement fixé, je sectionnais, avec un couteau à amputation et circulairement, toute l'épaisseur des parties molles de la hanche, depuis la peau jusqu'à la capsule inclusivement, celle-ci étant incisée le plus près possible de ses insertions au col fémoral. Après m'être assuré que l'incision de la capsule en comprenait toute la circonférence, je chargeais progressivement, et par demi-kilogramme, le plateau suspendu au fémur, en ayant soin d'empêcher toute oscillation, jusqu'à ce que la tête fémorale abandonnât complètement la cavité cotyloïde.

J'ai remarqué que la séparation des surfaces articulaires se faisait en deux temps. Au premier, elles cessaient d'être en contact, mais ne s'abandonnaient pas complètement. Alors si la charge était augmentée, le fémur tombait et sa chute constituait le second temps. J'ai remarqué encore que la séparation des surfaces articulaires, au lieu de constituer un mouvement de rotation analogue à celui représenté par la figure 12, consiste en un mouvement de séparation directe. Le centre de la tête fémorale décrit bien toujours l'arc OL; mais le point A, appartenant à la tête fémorale, ne reste pas en contact avec le point correspondant du rebord de la cavité cotyloïde, et immobile; il se déplace également. La raison de toutes ces particularités est facile à comprendre.

C'est le poids du membre abdominal appliqué à son centre de gravité, qui, triomphant de la pression atmosphérique, tend à imprimer un mouvement de rotation au centre de la tête fémorale. Celui-ci et le centre de gravité du membre sont rigoureusement placés sur la même verticale. De plus, ils sont unis entre eux et avec le point A (fig. 12), considéré comme appartenant à la tête fémorale, d'une manière invariable, et peuvent être assimilés aux deux extrémités d'un levier coudé dont le point d'appui serait en A. Dès lors, si le point O, tournant autour du point A, s'abaisse, et que le point A reste immobile, le centre de gravité du membre doit s'élever. Or, ce mouvement est impossible, puisque le centre de gravité est sollicité à descendre, par la même cause qui produit le mouvement de rotation considéré. La tête fémorale devra donc glisser sur le point de contact et s'abaisser. Le centre restant toujours à une distance de ce point égale à la longueur du rayon, parcourt l'arc OL. Le point A, considéré comme appartenant à la tête fémorale, décrit un second arc semblable et parallèle au précédent. Il en est de même du centre de gravité du membre inférieur. Le mouvement continue ainsi, jusqu'au moment où le centre O parvient au point de sa trajectoire, dont la tangente est verticale ; alors le mouvement devient rectiligne et la tête fémorale descend suivant cette tangente, c'est-à-dire verticalement.

Sur le vivant, la rigidité du levier coudé que nous venons de considérer est parfaite, et le mouvement de descente de la tête fémorale s'opère comme il a été dit. Dans mes expériences, elle n'était qu'imparfaite, puisque le centre de gravité de la charge suspendue à la tête du fémur lui était relié par l'intermédiaire de cordes. Elle suffisait néanmoins à produire la séparation directe des surfaces articulaires.

Nous savons que les parties molles de l'arrière-fond de la cavité cotyloïde, où le liquide sanguin peut affluer librement, transmettent à la tête fémorale la pression atmosphérique pendant la vie. Il en est de même sur le cadavre, et, quand les surfaces articulaires ont été séparées lentement, si l'on regarde aussitôt l'arrière-fond, on en voit les parties molles présenter une forme convexe, très-saillante à l'intérieur de la cavité. C'est que la tête fémorale étant écartée, la cavité est transformée en une véritable ventouse. Les parties molles de l'arrière-fond se soulèvent au centre, et leurs bords retenus par leurs insertions se raccordent aux parties voisines. Presque toujours les insertions sont vaincues. Elles se rompent par la distension exagérée que leur fait subir l'augmentation d'étendue de la surface synoviale ; les parties molles de l'arrière-fond ne sont plus que partiellement adhérentes et flottent dans l'intérieur de la cavité cotyloïde.

Au moment où la tête fémorale abandonne la portion cartilagineuse de sa cavité, le contact avec les parties molles de l'arrière-fond, y compris le ligament rond, ne cesse pas également d'emblée, mais progressivement en allant de la périphérie à la partie centrale qui est abandonnée la dernière. En même temps que diminue l'étendue de la surface de contact avec ces parties molles, la pression atmosphérique cesse de plus en plus de s'exercer à la portion intra-cavitaire de la tête fémorale, d'où résulte une augmentation progressive dans l'intensité de cette même force agissant à l'extérieur de l'article. La direction se trouve également modifiée. L'intensité devient maximum quand le contact cesse entièrement. La capsule, dont il aura fallu laisser la plus grande longueur possible insérée au rebord cotyloïdien, empêchera l'accès de l'air entre les surfaces articulaires, en s'infléchissant un peu vers l'intervalle de séparation où se manifeste la tendance au vide. Cette inflexion diminue bien un peu la surface d'action de la pression atmosphérique, mais peut être négligée. La surface présentée par l'articulation, à l'action de la pression atmosphérique, devient alors un grand cercle et l'intensité de la résultante s'en trouve augmentée directement. De plus, la direction devient celle de l'axe de la cavité cotyloïde, direction bien plus favorable pour neutraliser le poids du membre, puisque au lieu de décomposer la force FO (fig. 11), en deux autres dirigées suivant AO et KO, et qui sont représentées par OC et OI (fig. 13), cette force FO, dirigée suivant KO, reste tout entière opposée à la composante de la pesanteur qu'il faut neutraliser.

Nous comprenons maintenant pourquoi la séparation des surfaces articulaire se fait en deux temps : un premier temps d'écartement, pouvant cesser lorsque la force qui le produisait cesse d'agir ; un second temps de séparation définitive, progressive, se terminant par la chute du membre sous l'influence de la charge qui le sollicite. Une même force peut être capable de produire le premier temps et non le second.

Je reviens aux expériences elles-mêmes. Quand la tête du fémur avait abandonné sa cavité, je coupais le ligament rond s'il n'était déjà rompu. Je déterminais le poids de la charge mise sur le plateau. J'y ajoutais celui du plateau lui-même avec ses accessoires, et du segment conservé du membre inférieur. Le poids total, ainsi obtenu, est inscrit dans la colonne 10 du tableau II.

Avant de discuter ces résultats, je fais observer que le centre de gravité de la charge mise dans le plateau était toujours située dans le plan vertical qui contenait l'axe de la cavité cotyloïde. Le bassin était disposé de façon à présenter, pour le diamètre sacro-pubien du détroit supérieur, une inclinaison de 60°; de telle sorte que la grande longueur de l'arrière-fond fût verticale, et l'échancrure ischio-pubienne au point le plus déclive de la cavité cotyloïde, comme dans la station verticale et la marche pendant la vie. S'il en avait été autrement, les considérations développées précédemment ne seraient plus applicables, et la nouvelle résultante devrait être déterminée, ce qui nous entraînerait trop loin et serait du reste parfaitement inutile.

Nous voyons que, pour le sujet n° 4, l'intensité normale de la pression atmosphérique était de 10 kilog. environ, et que la chute de la tête fémorale n'a été obtenue que par une force supérieure de 4 kilog. à cette intensité.

Le bassin était disposé à peu près horizontalement, de telle sorte que la cavité cotyloïde offrait la position indiquée par la fig 11. La force OP n'agissait pas tout entière pour faire équilibre à la force FO, mais seulement par une de ses composantes dirigée suivant cette dernière force. La composante devait être égale à 10 kil., la résultante dont elle dérivait et ne pouvait constituer qu'une partie, devait être supérieure à 10 kil. et poupouvait atteindre 14 kilog.

Chez le n° 5, la position du bassin était à peu près la même. La quantité, dont la charge surpasse l'intensité calculée de la pression atmosphérique, est moindre et mesure seulement 1 kil. 700.

Si l'on imprimait à la fig. 11 un mouvement de rotation de haut en bas et de droite à gauche dans le sens de la marche des aiguilles d'une montre, en supposant le rayon vertical OS immobile, la droite FO se rapprocherait de OS, tandis que le rayon OA s'en éloignerait. L'angle FOS diminue, l'angle SOA augmente. Il en est de même des composantes par lesquelles nous remplaçons la force PO, la charge du plateau : la composante, dirigée suivant FO, directement opposée à la pression atmosphérique, augmente; celle dirigée suivant OA, inutile, représentant une force perdue, diminue. A la limite, quand la ligne FO coïncidera avec OS, que l'angle FOS sera nul, la charge PO aura son effet maximum et agira tout entière pour vaincre la pression atmosphérique, puisqu'elle lui est directement opposée.

Cette rotation de la cavité cotyloïde a été réalisée pour le sujet n° 6 et l'une des articulations du n° 8.

Le bassin était incliné de telle sorte que l'une des cavités cotyloïdes s'élevât et l'autre s'abaissât, le mouvement étant effectué dans un plan vertical et transversal. Il est facile de se convaincre alors que, pour la cavité cotyloïde qui s'abaisse, la force PO (fig. 11), exprimant l'action de la pesanteur sur le membre mobile autour du centre articulaire, conserve sa direction verticale, et que la direction FO, fixe par rapport à la cavité, se meut avec elle et se rapproche de la verticale OS. J'ai fixé le bassin dans une position telle que, pour l'une des deux articulations coxo-fémorales, les deux forces considérées, charge et pression atmosphérique, eussent approximativement la même direction. Dès lors elles étaient directement opposées, et devaient être retranchées l'une de l'autre.

Chez le sujet n° 6, la charge s'est élevée à 9 kil. 585,

et la valeur théorique de la pression atmosphérique atteignait 14 kil. 840. Le résultat n'est donc qu'approché. Il l'est beaucoup plus, à la vérité, pour l'une des articulations coxo-fémorales du n° 8, puisque l'intensité expérimentale est inférieure de 750 gr. seulement à l'intensité théorique.

Si au lieu de diminuer l'angle SOF par la rotation de la fig. 11, autour du centre O, dans le sens de la marche des aiguilles d'une montre, nous l'augmentons, par une rotation en sens inverse, la charge aura, sur la séparation des surfaces articulaires, une puissance qui s'amoindrira de plus en plus. Elle devra donc augmenter pour triompher de la pression atmosphérique dont l'intensité reste constante.

Le bassin du n° 8 restant incliné comme il a été dit précédemment, j'applique une charge progressive à l'articulation coxo-fémorale, encore intacte, la plus élevée. La chute du fémur a été déterminée par une charge de 47 kil. 900, soit un poids égal à près de quatre fois l'intensité de la pression atmosphérique.

Si le bassin que nous considérons était disposé horizontalement, l'angle SOF (fig. 11) serait égal à 32° environ (voir Tableau II, colonne 9). Dans l'expérience précédente, l'angle SOF a été rendu voisin de la valeur O. Sur l'articulation que nous considérons maintenant, la direction de la pesanteur OS s'est éloignée de la droite FO, d'une quantité égale, c'est-à-dire que l'angle SOF se trouve augmenté, et l'angle SOA diminué de 32° environ. Nous connaissons la valeur de l'angle SOA ; elle a été déterminée par une mensuration directe qui nous a donné 35° (Tableau I, colonne 10). L'angle SOA se trouve donc réduit à 3° environ.

Dans toutes les expériences précédentes, je n'ai donné, à l'intensité de la pression atmosphérique que la valeur indiquée par la colonne 8 du Tableau II, celle qui correspond à la production du premier temps d'écartement. En effet, dans toutes, la chute s'est faite pour ainsi dire d'emblée, et les deux temps ont été confondus en un seul. C'est que le lambeau cylindrique de la capsule, resté adhérent au rebord cotyloïdien, était trop court et ne suffisait pas à empêcher l'accès de l'air, dès que commençait la séparation des surfaces articulaires. Dans l'expérience présente il n'en a pas été ainsi, et je le dois certainement à l'aide que m'a fournie, dans cette circonstance, mon excellent ami, M. le Dr Achille Crouzet. Les deux temps ont été bien observés. Sous l'influence d'une charge que je n'ai malheureusement pas déterminée, la séparation des surfaces articulaires se produisit, mais sans chute de la tête fémorale. La charge ayant été enlevée, le contact se rétablit subitement avec le bruit de choc caractéristique. Je m'assurai que la capsule était bien circulairement divisée, dans tout son pourtour. La charge fut remise sur le plateau, et portée jusqu'à 47 kil. 900, ayant déterminé seulement alors la production du second temps, la chute du fémur avec les poids fixés.

A ce moment la pression atmosphérique agissait sur toute la tête fémorale, c'est-à-dire sur une surface plane de 17 c. q., 35 (voir Tableau II, colonne 5), d'où résultait une intensité de 16 kil. 639 ; et suivant la direction OK (fig. 11), c'est-à-dire presque perpendiculairement à la direction de l'effort exercé par la charge du plateau, direction voisine du rayon OA, par conséquent dans une direction très-favorable pour empêcher la chute de la tête fémorale.

J'ai dit que dans l'expérience l'angle SOA devait être voisin de 3°. Or il n'était pas nécessaire qu'il fût réduit à une valeur aussi faible. En effet, nous verrions, par le calcul, qu'une force égale à 16 kil. 639, agissant suivant la direction KO (fig. 11), fait équilibre à une seconde force égale à 47 kil. 900, agissant suivant la direction OS, le point A étant résistant, si l'angle SOA est égal à 20° environ. Dans l'expérience cet angle est, et doit être plus petit pour une force de 47 kil. 900, parce que nous ne pouvons qu'approcher de la valeur théorique, sans jamais l'atteindre.

Telles sont les expériences que j'avais à faire connaître. Elles ne donnent et ne peuvent donner que des résultats approchés, des minimums sur l'intensité de la pression atmosphérique et sa direction. Mais les résultats se rapprochent assez de la vérité pour lui servir de preuves. Elles ne sont pas aussi nombreuses que je l'aurais voulu. Il en est quelques autres, dont je n'ai pas indiqué les résultats, parce qu'ils étaient trop éloignés de la valeur réelle, en raison des mauvaises conditions de l'expérimentation, qu'il n'était pas toujours facile de neutraliser complètement, ou à peu près.

Dans la méthode employée, la pression atmosphérique était constante et le poids du membre abdominal variable. La méthode inverse eût été préférable, et je l'aurais suivie si j'avais eu à ma disposition une machine pneumatique. Les frères Weber ont expérimenté de cette façon, et je veux faire connaître ici le résultat auquel ils sont arrivés et qui montre la puissance d'action de la pression atmosphérique sur l'articulation coxo-fémorale. L'expérience est rapportée par J. Muller, qui était présent avec Magnus (1).

L'articulation coxo-fémorale est dépouillée, le fémur scié au-dessous des trochanters, la capsule ouverte circulairement, un poids de deux livres attaché au fémur. La pièce ainsi préparée est placée sous le récipient de la machine pneumatique. Quand la pression fut réduite à un pouce (27 millim. 07), la tête s'abaissa rapidement de 7 lignes (15 millim. 791), sans cependant abandonner le rebord cartilagineux. En laissant rentrer l'air, on la vit remonter non moins vite.

Si l'expérience, au lieu d'être faite avec une pression extérieure de 27 millim. 07, avait été effectuée à la pression barométrique normale, à 760 millimètres, le poids de deux livres serait devenu un poids de 28 kil. 076. Dans cette évaluation, je ne tiens compte ni de la tension de la vapeur synoviale à la température à laquelle l'expérience était faite, ni du poids représenté par la tête fémorale et le segment conservé du fémur, valeurs qui ne sont pas indiquées, et qui agiraient pour augmenter ce poids de 28 kilog. dans une forte proportion. Remarquons, en outre, que le premier temps de la séparation des surfaces articulaires était seul obtenu, et que la charge eût dû être augmentée pour amener la chute définitive de la tête fémorale.

(1) Voir ind. bibl., XXV, p. 112.

TABLEAU I donnant les résultats de mensurations directes, faites à l'amphithéâtre d'autopsie de l'hôpital de la Croix-Rousse.

Nos d'ordre.	SEXE	AGE	MEMBRES ABDOMINAUX		DIAMÈTRE du plan d'ouverture de la cavité cotyloïde.	LONGUEUR DES AXES de l'arrière-fond de la cavité cotyloïde.		LARGEUR de l'échancrure ischio-pubienne.	AXE de la cavité cotyloïde.	
			Longueur	Poids		Vertical.	Horizontal.		Inclinaison	Déclinaison.
1	2	3	4	5	6	7	8	9	10	11
1	M.	60 ans	»	»	49^{mm}	39^{mm}	27^{mm}	»	39°30′	»
2	F.	45 —	»	»	45	37	32	26^{mm}	40°30′	19°
3	M.	24 —		8k007	51	41	31	22	»	»
4	F.	18 —	0 81	3.775	43	34	30	24	»	»
5	M.	36 —	0 88	9.740	52	41	30	26	»	»
6	M.	60 —	»	»	51	40	28	27	»	»
7	M.	26 —	0 93	6.105	53	42	29	27	41°	16°
8	M.	15 —	»	3.470	46	34	26	17	35°	25°
MOYENNE..........			0^{m} 88	»	49^{mm}	38^{mm},5	29^{mm}	24^{mm}	39°	20°

TABLEAU II donnant les résultats réduits par le calcul de ceux du Tableau I.

Nos d'ordre.	SEXE	AGE	TÊTE FÉMORALE		ARRIÈRE-FOND de la cavité cotyloïde		PRESSION ATMOSPHÉRIQUE		POIDS ayant déterminé la séparation des surfaces articulaires.
			Longueur du diamètre.	Surface de grand cercle.	Surface de sa projection sur un plan parallèle.	Amplitude Maxima	Intensité	Angle de la direction avec la verticale.	
1	2	3	4	5	6	7	8	9	10
1	M.	60 ans	50mm	19c q 63	8c q 63	102°31′16″	13k 580	27° 24′	»
2	F.	45 —	46	16 62	9 66	107° 5′40″	10.318	16° 8′	»
3	M.	24 —	52	21 24	10 34	104° 5′ 2″	14.162	24° 41′	»
4	F.	18 —	44	15 21	8 37	101°11′56″	9.987	19° 22′	13k 970
5	M.	36 —	53	22 06	10 02	101°21′12″	15.213	26° 42′	16.900
6	M.	60 —	52	21 24	9 16	101°31′52″	14.840	28° 22′	9.585
7	M.	26 —	54	22 90	9 93	102° 6′54″	15.932	26° 16′	»
8	M.	15 —	47	17 35	7 30	92°40′20″	12.693	32° 3′	11.935 47.900
MOYENNE..........			50	19c q 63	9c q 13	100°42′28″	13.497	25° 50′	»

CONCLUSIONS.

1° Les indications données par les anatomistes, qui enseignent que le plan de la cavité cotyloïde regarde en dehors, en bas et en avant, au moment de la station verticale, peuvent être remplacées par les indications plus précises suivantes :

2° L'axe de la cavité cotyloïde, ou diamètre perpendiculaire au plan d'ouverture, présente une inclinaison moyenne de 39°, et l'angle ainsi formé avec l'horizon est ouvert en bas ;

3° Le plan vertical qui contient l'axe de la cavité cotyloïde fait, avec le plan vertical et transversal qui, passant par les deux centres des articulations coxo-fémorales, divise le corps tout entier en deux moitiés antérieure et postérieure, un angle moyen de 20°, ouvert en avant. Cet angle mérite une dénomination spéciale. En assimilant à un méridien le plan vertical et transversal choisi comme repère, comme origine des distances, l'angle exprimant l'une de ces distances peut être appelé angle de déclinaison ;

4° L'inclinaison moyenne de l'axe de la cavité cotyloïde est à peu près double de sa déclinaison. Leur somme est sensiblement égale à l'inclinaison moyenne du diamètre sacro-pubien du détroit supérieur du bassin, égale à 59° ou 60° ;

5° La connaissance précise de la direction que possède l'axe de la cavité cotyloïde est nécessaire pour déterminer les effets réels de la pression atmosphérique, appliquée à l'articulation coxo-fémorale.

Les indications données pour l'axe de la cavité cotyloïde ne sauraient être appliquées à l'axe du col du fémur, dont la position varie pendant les mouvements du membre ;

6° La présence de l'arrière-fond de la cavité cotyloïde, des parties molles qui le remplissent, du ligament rond, imprimant à l'articulation une physionomie particulière, a pour effet direct et immédiat, de laisser la pression atmosphérique s'exercer sur toute la portion intra-cavitaire de la tête fémorale, en contact avec cet arrière-fond;

7° L'axe de l'arrière-fond, ou diamètre aboutissant en son milieu, est contenu dans le même plan vertical que l'axe de la cavité cotyloïde, et possède par suite la même déclinaison. Son inclinaison est nulle, c'est-à-dire que l'axe de l'arrière-fond est sensiblement horizontal;

8° Le plus grand arc de cercle, intercepté par l'arrière-fond, appartient au grand cercle vertical qui contient l'axe de la cavité cotyloïde et celui de l'arrière-fond. Cet arc de grand cercle, ou amplitude *maxima*, présente une valeur moyenne de 101°. Il divise l'arrière-fond en deux moitiés symétriques, l'une antérieure, l'autre postérieure ;

9° Toutes les objections dirigées contre la théorie des frères Weber, en tant qu'elle se rapporte exclusivement à l'influence de la pression atmosphérique sur l'articulation coxo-fémorale, ne sauraient l'ébranler, parce que cette influence existe réellement et ne peut être niée;

10e Dans son action sur l'articulation coxo-fémorale,

la pression atmosphérique possède une intensité de 959 grammes par centimètre carré, et une intensité totale moyenne de 13 kil. 500 environ.

La diminution subie par cette intensité, qui devrait être de 10 33 grammes par centimètre carré, pour une pression barométrique égale à 76 centimètres, a pour cause la présence de la synovie, dont la tension de vapeur, à la température du corps humain, s'oppose partiellement aux effets de la pression extérieure;

11° La ligne droite, suivant laquelle la pression atmosphérique agit sur l'articulation coxo-fémorale, en est un diamètre ; le centre commun des deux sphères contiguës parallèles et sensiblement égales, auxquelles appartiennent la tête fémorale et la cavité cotyloïde, ou centre articulaire, peut en être regardé comme le point d'application;

12° La direction de la pression atmosphérique appliquée à l'articulation coxo-fémorale, est située dans le même plan vertical qne l'axe de la cavité cotyloïde et possède même déclinaison. Elle présente une inclinaison moyenne de 64° environ. Elle est comprise entre l'axe de la cavité cotyloïde et la verticale indiquant la direction de la pesanteur; à une distance augulaire moyenne, d'un peu moins 26° de la première, d'un peu plus 25° de la seconde; c'est-à dire, à peu près à égale distance entre les deux;

13° Nous voyons donc qu'un même plan vertical, dont la position est parfaitement déterminée, renferme tout à la fois l'axe de la cavité cotyloïde et celui de l'arrière-fond, la direction de la pression atmosphérique et celle de la pesanteur ; intercepte, au niveau de l'arrière-fond, un arc de grand cercle formant l'amplitude *maxima* de celui-ci, et le divisant en deux moitiés symétriques, antérieure et postérieure; et détermine par son intersection avec le bord libre du sourcil cotyloïdien, le point le plus élevé et le point le plus déclive de celui-ci ;

14° Etant donné l'intensité et la direction de la pression atmosphérique, si l'on en compare les effets à ceux de la pesanteur appliquée au membre abdominal, on reconnait qu'elle suffit, et au delà, pour neutraliser cette seconde force ; que les surfaces articulaires n'ont aucune tendance à se séparer. Dès lors, il est inutile de recourir à une force différente quelconque, et de conserver l'hypothèse d'une intervention musculaire active et permanente, destinée à maintenir les surfaces articulaires en contact;

15° L'action de la pression atmosphériqus n'est pas indéfinie, mais limitée. Elle cesse de faire équilibre au poids du membre inférieur, lorsque la hauteur du baromètre est descendue à 352 millimètres environ. Dès lors, les surfaces articulaires tendent à s'écarter ; une intervention musculaire active, permanente, devient nécessaire pour que la marche puisse s'effectuer ;

16° Quand la pression atmosphérique ne suffit plus à faire équilibre au poids du membre, et qu'une contraction musculaire n'intervient pas au moment où le pied ne touche plus le sol, la séparation des surfaces articulaires devient réelle. Au départ, elle consiste en un mouvement de rotation, en vertu duquel le centre de la tête fémorale s'abaisse en décrivant un arc de cercle autour de la partie la plus déclive du bord cotyloïdien. Dès qu'il commence, ce mouvement s'accompagne du glissement de la tête fémorale tout entière, sur cette partie la plus déclive, et le point de contact du début parcourt un arc de cercle semblable et parallèle à celui décrit par le centre, qui représente la trajectoire du mouvement effectué par la tête fémorale ;

17° La séparation des surfaces articulaires et l'intervention musculaire active qui en résulte, doivent être rangées parmi les causes de la fatigue extrême éprouvée pendant la marche, lorsque la pression barométrique descend à 352 millimètres et même un peu moins, à 390, qui correspondent à l'altitude du Mont-Blanc;

18° Les individus qui habitent les hautes altitudes comme les Indiens des plateaux élevés de l'Amérique du Sud, se trouveraient dans de mauvaises conditions, au point de vue du fonctionnement de leurs articulations coxo-fémorales, par suite de la faible pression atmosphérique, si leur organisme n'avait subi l'influence du milieu extérieur. Les membres sont notablement plus courts, principalement les segments adjacents au tronc, d'où résulte une diminution de poids. Si cette diminution était proportionnelle à celle de la pression atmosphérique, les deux forces opposées diminuant simultanément, leur rapport ne varierait pas;

Il est d'autres conditions anatomiques qui pourraient alors augmenter l'intensité totale de la pression atmosphérique sur la tête du fémur. Ce seraient : des dimensions plus grandes de l'articulation, plus petites de l'arrière-fond ; une diminution dans l'inclinaison de l'axe de la cavité cotyloïde;

19° Les conclusions précédentes ont été obtenues par le raisonnement et le calcul. Les éléments en étaient des mesures prises directement sur les cavités cotyloïdes. Les résultats obtenus expérimentalement se rapprochent assez de ceux fournis par le calcul, pour en démontrer l'exactitude.

EXPLICATIONS DES PLANCHES

IG. 1. — Coupe schématique de l'articulation coxo-fémorale, passant par le centre, servant à démontrer les effets de la pression atmosphérique.

FIG. 2. — Servant à démontrer que l'action de la pression atmosphérique sur une demi-circonférence de la tête fémorale, est la même que celle exercée normalement sur le diamètre qui lui sert de base.

FIG. 3. — Parallélogramme de deux forces concourantes pour en déterminer la résultante.

FIG. 4. — Coupe schématique de l'articulation coxo-fémorale gauche, suivant un grand cercle, destinée à montrer les rapports entre le bourrelet cotyloïdien, le diamètre de la cavité cotyloïde et celui de son plan d'ouverture.

FIG. 5. — Projection de la cavité cotyloïde et de l'arrière-fond sur un plan parallèle à ce dernier.

FIG 6. — Coupe schématique de l'articulation coxo-fémorale gauche, suivant un grand cercle, servant à démontrer les modifications apportées par l'arrière-fond à l'action de la pression atmosphérique.

FIG. 7. — Parallélogramme des forces représentant l'action de la pression atmosphérique exercée sur la cavité cotyloïde considérée comme une demi-sphère cartilagineuse d'une part, et celle exercée au niveau de l'arrière-fond d'autre part, pour en déterminer la résultante, qui représente, en grandeur et en direction, l'action réelle exercée sur la tête fémorale.

FIG. 8. — Parallélogramme des forces pour décomposer le poids du membre en deux forces, l'une dirigée suivant l'axe de la cavité cotyloïde, l'autre perpendiculaire.

FIG. 9. — Parallélogramme des forces, pour décomposer la pression atmosphérique appliquée à la tête du fémur, en deux

Pl. I.

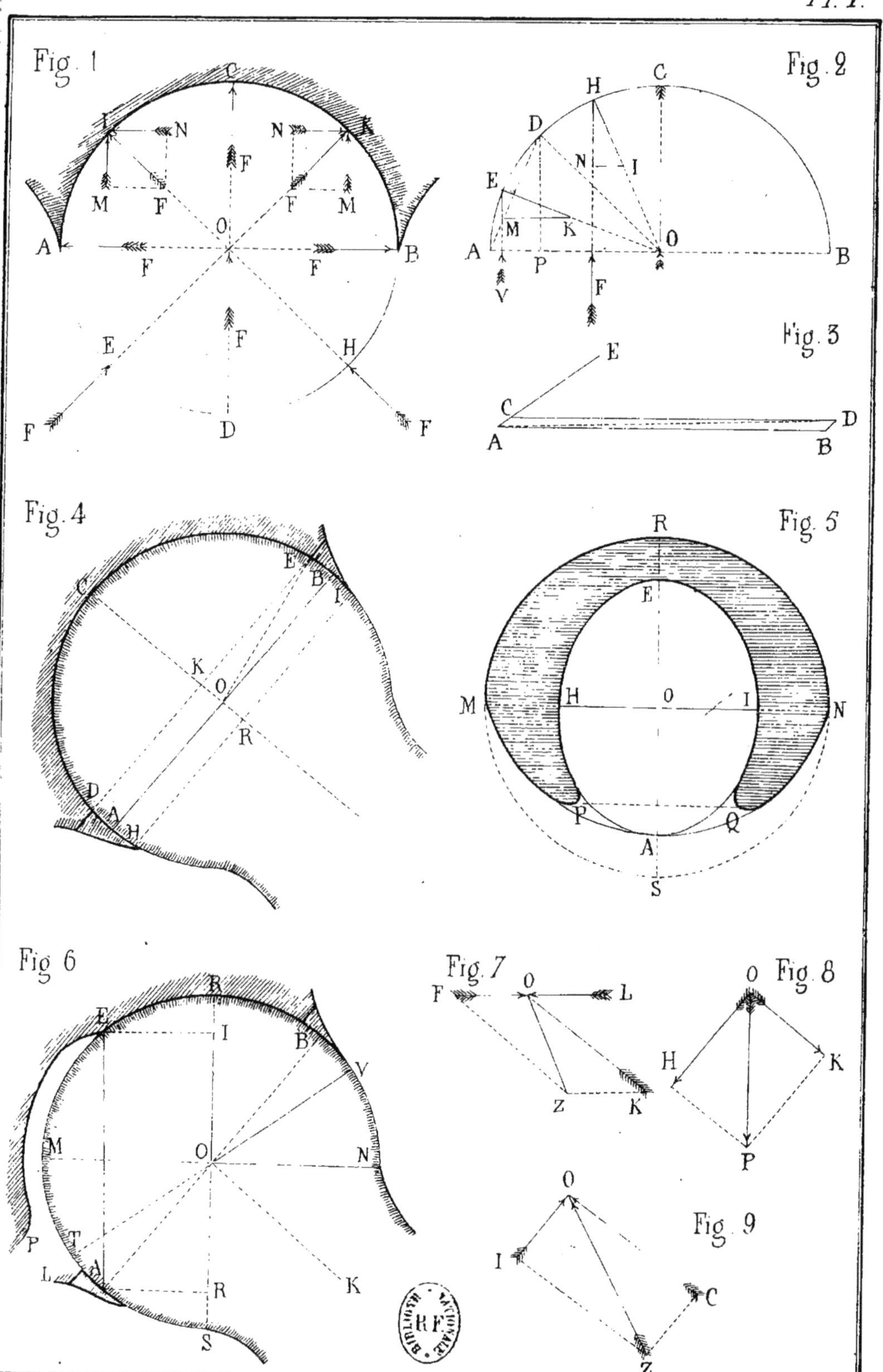

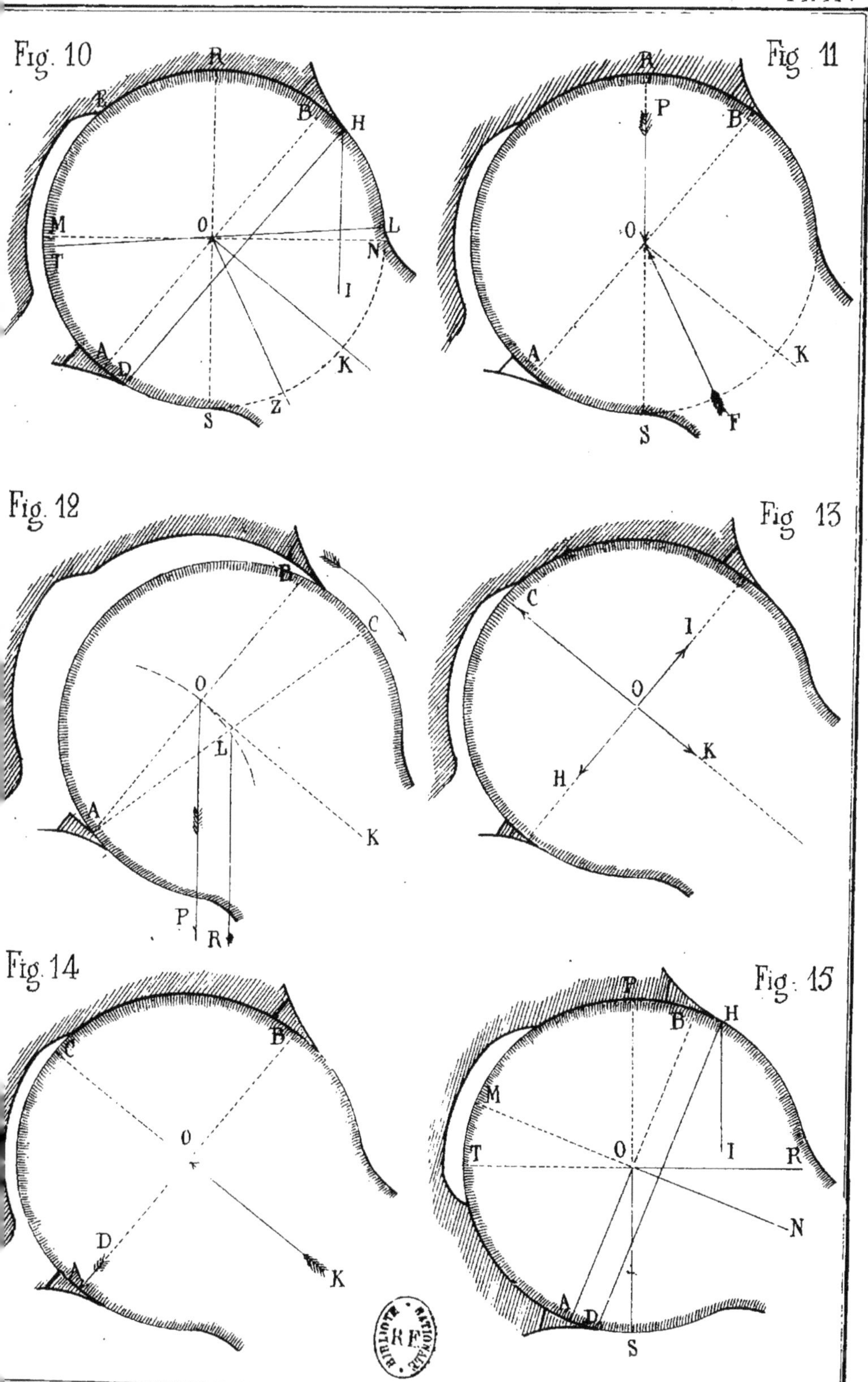
Fig. 10
R
E
B
H
M
O
L
T
N
I
A
D
K
S
Z
Fig. 11
R
P
B
O
A
K
S
F
Fig. 12
B
C
O
L
A
K
P
R
Fig. 13
C
I
O
K
H
Fig. 14
C
B
O
D
A
K
Fig. 15
P
B
H
M
T
O
I
R
N
A
D
S

forces, l'une dirigée suivant l'axe de la cavité cotyloïde, l'autre perpendiculaire.

Fig. 10. — Coupe schématique de l'articulation coxo-fémorale gauche, servant à faire comprendre la méthode employée pour déterminer l'inclinaison de l'axe de la cavité cotyloïde et, par suite, la distance angulaire de la pesanteur appliquée au membre abdominal et de la pression atmosphérique appliquée à la tête du fémur.

Fig. 11. — Coupe schématique de l'articulation coxo-fémorale gauche, servant à comparer les actions simultanées de la pression atmosphérique et du poids du membre inférieur.

Fig. 12. — Coupe schématique de l'articulation, montrant le mou· mouvement que la tête fémorale tend à exécuter, sous l'influence de la pesanteur du membre, auquel s'oppose la pression atmosphérique.

Fig. 13. — Coupe schématique de l'articulation opposant, deux à deux, les forces entre lesquelles la pesanteur du membre et la pression atmosphérique ont été décomposées dans les fig. 8 et 9.

Fig. 14.— Coupe schématique de l'articulation, indiquant les deux résultantes de la pression atmosphérique et de la pesanteur du membre, appliquées à la tête du fémur.

N. B. Les coupes des figures 6, 10, 11, 12, 13 et 14, divisent l'articulation suivant le grand cercle vertical qui contient l'axe de la cavité cotyloïde.

Fig. 15.— Coupe schématique horizontale de l'articulation servant à déterminer l'angle formé par le grand cercle vertical précédent, avec un plan vertical et transversal connu, où la déclinaison de ce grand cercle.

APPENDICE.

§ I. — *Influence générale de la pression atmosphérique sur le système articulaire.* — Dans le travail qui précède, j'ai étudié l'influence de la pression atmosphérique, à l'état physiologique exclusivement, et pour la seule articulation coxo-fémorale. Celle-ci ne saurait être une exception dans le système articulaire, et nous pourrions appliquer la même marche à l'étude de l'influence atmosphérique sur ses diverses parties.

§ II. — *Luxations traumatiques.* — Les données physiologiques que l'on possède sur les organes du mouvement articulaire, qui le produisent, les muscles, qui l'exécutent, les os, ou qui le limitent et le régularisent, la capsule et les ligaments, ont trouvé leur application à la pathologie articulaire, et pour les luxations traumatiques, il est d'usage général de rapporter à l'une ou à l'autre de ces causes, la difficulté, quelquefois même l'impossibilité de la réduction. Si donc nous admettons l'influence physiologique de la pression atmosphérique dans la mécanique articulaire, influence réelle et très-puissante, nous pouvons être certains que cette influence ne cessera pas à l'état pathologique, qui n'est pas une perversion totale de l'état physiologique, mais peut en être la modification très-légère, comme dans une luxation incomplète, la plus incomplète qu'on puisse imaginer.

L'année même où les frères Weber publiaient leurs recherches physiologiques et les résultats obtenus, C. Voelkers les appliquait à la pathologie articulaire et proclamait que la pression atmosphérique est le plus grand obstacle à surmonter dans la réduction des luxations (1). D'après lui, l'obstacle ne saurait résider ni dans l'élasticité des muscles, ni dans leur contractilité organique, volon-

(1) Voir Ind. bibl., XXXIII.

taire ou spasmodique, la contraction spasmodique devant être beaucoup plus puissante dans les cas de fracture et, cependant, n'empêchant pas alors la réduction, plus ou moins difficile à maintenir ensuite. Il réagit contre le principe classique de l'extension et de la contre-extension qui ne sauraient empêcher les parties molles de se laisser déprimer sous l'action de l'air et de pénétrer dans l'intérieur de la cavité. Il donne le conseil de ramener directement l'extrémité luxée, en lui faisant reprendre le chemin déjà parcouru au moment de sa luxation, en sens inverse. Arrivé sur le bord de la cavité articulaire, l'os luxé rentre brusquement, par le seul fait de la pression de l'atmosphère.

On reproche à Vœlkers de ne pas avoir fourni de preuves. Depuis M. le professeur Michel, de Nancy, alors à Strasbourg (1), se fonda sur l'observation clinique et l'expérimentation cadavérique, pour établir que l'irréductibilité des luxations des doigts a pour cause la pression atmosphérique, qui tend à engager le ligament antérieur rompu, entre les surfaces osseuses luxées. Ces conclusions ont été attaquées par M. Farabeuf, professeur agrégé à la Faculté de médecine de Paris, dans un mémoire récent (Des luxations du pouce en arrière, in Bulletin de la Société de chirurgie, février 1876).

La dernière explication donnée par Vœlkers, attribuant à la pression de l'air la rentrée brusque de l'os luxé dans sa cavité articulaire, dès qu'il est arrivé sur le bord, me semble pouvoir être acceptée. Dès lors, la contractilité musculaire doit être sacrifiée et ne saurait être invoquée pour expliquer le bruit de choc caractéristique, annonçant que la luxation est réduite. Le sacrifice nous sera facile, si nous réfléchissons que l'opinion d'une intervention musculaire active, soudaine, très-puissante, capable de rapprocher d'un seul coup les surfaces articulaires au moment même où l'extension les écarte, n'a jamais été démontrée et ne saurait être considérée que comme une hypothèse ; que cette hypothèse, loin d'expliquer tous les faits, est en contradiction avec quelques-uns. Comment comprendre, en effet, que le bruit de choc se produise tout aussi bien, peut être mieux, avec anesthésie que sans anesthésie, laquelle produit la résolution des muscles, et supprime la contractilité? Le moment choisi pour donner à la contractilité

(1) Voir Ind. bibl., XXIV.

musculaire son maximum d'effet est précisément celui où la force considérée est vaincue, les muscles se laissant distendre par les tractions énelgiques qui déterminent l'extension. Et si l'on emploie la méthode de réduction de MM. Legros et Th. Anger, comment expliquer que la traction continue et élastique, après avoir vaincu progressivement la contractilité musculaire et ramené les surfaces articulaires en face l'une de l'autre, se laisse vaincre à son tour par cette même contractilité, que les tubes de caoutchouc, déjà rétractés, se laissent distendre par quelque sorte de réserve contractile, et permettent à la tête articulaire de rentrer dans sa cavité?

L'intervention de la pression atmosphérique suffit à nous faire comprendre tous ces faits. Elle est la force instantanée, qui surgit à un moment parfaitement déterminé des manœuvres de réduction, celui où le centre de la tête articulaire luxée se place en dedans du bord de la cavité articulaire restée vide. Cette tête articulaire se trouve alors soumise, sur une partie de sa surface, à une pression très-faible, la tension de la vapeur synoviale, et dans le reste de son étendue, à la pression atmosphérique. Le mouvement que tend à déterminer la différence de pression devient alors possible, la tête glisse rapidement sur le rebord de la cavité articulaire et le contact brusque avec le fond de la cavité détermine le bruit de choc caractéristique.

Je reviens au cas malheureux qui m'a servi de point de départ, et dont j'ai déjà parlé dans l'introduction. Il s'agissait d'une luxation traumatique du genou, très-incomplète, qui fut soumise à des manœuvres de réduction restées impuissantes, moins de 24 heures après sa production. Les surfaces articulaires se touchaient sur une étendue peu inférieure à celle de l'état normal, et l'on pouvait se convaincre que le contact était direct, qu'il n'y avait aucun liquide interposé, au niveau de l'interligne articulaire, non plus que dans les dépendances de l'articulation. Dès lors la pression atmosphérique continuait d'agir sur l'article, avec une intensité peu inférieure.

L'impossibilité de la réduction n'est pas venue d'une interposition de parties molles entre les surfaces osseuses luxées, comme dans l'explication de Vœlkers et de M. Michel, bien qu'une dépression profonde des parties molles fût observée au niveau de l'interligne, pendant les efforts d'extension. Elle a consisté dans un obstacle direct apporté à la séparation des surfaces articulaires, effet utile que l'extension était destinée à produire.

Nous avons vu que le Dr Arnott indique 60 livres, comme valeur moyenne de l'intensité de la pression atmosphérique sur le genou, que M. Bishop la porte à 90 livres, pour quelques hommes à système osseux très-développé. Ces deux estimations me semblent beaucoup exagérées. Des mensurations effectuées sur les surface articulaires de l'extrémité supérieure du tibia, chez un homme vigoureux, m'ont donné 21 centimètres carrés, environ, comme étendue de la surface offerte par l'articulation du genou, à l'action de la pression atmosphérique, d'où résulte, pour son intensité, une valeur d'un peu plus de 20 kilogrammes.

Si nous réfléchissons que la direction de cette force est perpendiculaire à l'interligne du genou, qu'elle est par suite directement opposée à l'extension que l'on veut produire, et agit tout entière pour l'empêcher, nous comprendrons qu'une résistance égale à 20 kilogrammes, restée inaperçue et par conséquent non neutralisée, ait pu faire échouer des efforts de réduction. D'après des recherches personnelles, Malgaigne nous enseigne que la force développée par une traction soutenue, à l'aide des mains, s'élève de 30 à 40 kilogrammes. Il nous faut encore considérer la difficulté que l'on a d'embrasser la jambe avec les mains, qui empêche l'application entière de notre puissance de traction, et la quantité de travail perdu qui sert à mouvoir la jambe sur la cuisse, la cuisse sur le bassin, et même à déplacer le corps tout entier, quelque bien faite que soit la contre-extension.

Nous pouvons nous demander actuellement de quelle manière l'influence de la pression atmosphérique pourrait être neutralisée en pareil cas. Le procédé le plus simple me paraît être le suivant: introduire dans l'articulation, au niveau de l'interligne et selon les règles de la méthode sous-cutanée, une canule munie de son trocart, ou bien une simple aiguille creuse d'un certain calibre, la plus grosse par exemple de l'appareil de M. le Dr Potain. A cette canule est adaptée un tube de caoutchouc muni d'un robinet à chaque extremité. Le robinet le plus éloigné étant ouvert, on fait le vide dans le tube, le robinet le plus rapproché de l'article étant fermé, pour empêcher l'aspiration de la synovie. Les deux robinets étant fermés, l'extrémité du tube est plongée dans de l'eau pure. Les robinets sont ouverts, le tube et la canule se remplissent d'eau et l'appareil est amorcé. On exerce alors des tractions lentes et progressives pour produire l'extension. La tendance au vide qui résulte de l'écartement des surfaces articulaires est supprimée à chaque instant, par l'arrivée dans la cavité articulaire d'un liquide inoffensif, et l'obstacle créé par le vide intra-articulaire est neutralisé. Quand l'extension est jugée suffisante pour permettre le glissement des surfaces articulaires l'une sur l'autre, impossible jusqu'alors, à cause des saillies et dépressions alternatives par lesquelles elles étaient en contact, la coaptation est opérée. Les rapports normaux étant rétablis, le liquide introduit dans l'article est repris par l'aspiration.

§ III.—*Coxalgie au début.*— Nous pouvons nous demander quelles conséquences auront, au point de vue de la séparation des surfaces articulaires et des luxations spontanées, les lésions synoviales au début de la coxalgie.

Nous devons distinguer deux synoviales : la synoviale extra-cotyloïdienne, revêtant la capsule fibreuse ; la synoviale intra-cotyloïdienne, tapissant l'arrière-fond.

Il est évident que la simple tuméfaction de la synoviale capsulaire n'aura aucun effet. Il en est de même de l'hydarthrose qu'elle peut produire. Les frères Weber ont fait remarquer que le bord libre du bourrelet cotyloïdien est tranchant et serre de près la tête fémorale ; qu'il s'oppose, comme le ferait une soupape, à l'introduction dans la cavité articulaire, des liquides et tissus membraneux extérieurs ; que la pression de ces liquides, jointe à sa propre élasticité, a pour effet de le maintenir continuellement en contact avec tout le pourtour de la tête fémorale. En effet, plus le liquide sera abondant dans la capsule, plus le contact des surfaces articulaires sera fermement établi. La capsule distendue devient fusiforme, tend à convertir sa forme cylindrique en forme sphérique. Les insertions opposées et, avec elles, les surfaces articulaires, tendent à se rapprocher davantage. Le liquide faisant effort à la limite de la capsule, dans l'espace dont la coupe transversale figurerait la lettre V, et qui est constitué par la capsule, au voisinage de son insertion au rebord cotyloïdien et par le bourrelet fibro-cartilagineux, écarte ces deux organes l'un de l'autre et applique d'autant plus énergiquement le bourrelet cotyloïdien sur la tête fémorale, de telle sorte qu'à son niveau la cavité cotyloïde est hermétiquement fermée. Le bourrelet peut être comparé, non-seulement à une soupape, mais encore, si on l'unit à la portion voisine de la capsule, au cuir embouti de Bramah, en usage dans la presse hydraulique.

Quant à la membrane synoviale de l'arrière-fond, elle ne pourra pas davantage repousser les surfaces articulaires. Supposons d'abord qu'elle augmente de volume, qu'elle se congestionne. Cette augmentation de volume doit nécessairement se faire aux dépens de l'espace abandonné par la tête fémorale. L'effort que les parties molles de l'arrière-fond exercent sur la tête fémorale, est dirigé sensiblement suivant une ligne horizontale, le diamètre MN (fig.6). Or, la translation de la tête fémorale dans le sens horizontal, ne peut être effectuée, à cause de la résistance que présente la cavité cotyloïde, par sa partie située au-dessus de la ligne horizontale menée par le point B. Le mouvement consisterait donc dans la rotation du centre O autour du point B, et comme la force développée agit obliquement sur le rayon OB, une partie seulement en est utilisée pour vaincre les résistances opposées au mouvement. Elles relèvent de deux causes: la pression atmosphérique qui s'oppose directement à l'écartement des surfaces ; le poids du membre abdominal qui s'oppose à l'abduction concomitante. Nous ne pouvons concevoir dans la congestion des parties molles de l'arrière-fond, le développement d'une force suffisante pour vaincre, avec une partie de son intensité seulement, les résistances précédentes. Les parties de l'arrière-fond ne peuvent donc augmenter de volume aux dépens de l'interligne articulaire. Si elles se congestionnent, elles ne pourront se développer qu'à travers un orifice relativement étroit, le trou de l'échancrure ischio-pubienne, et constitueront un tissu primitivement étranglé.

Il en est de même de l'exhalation séreuse qui aurait pour siége la membrane synoviale considérée. L'exhalation active suppose d'abord la congestion. Une fois produite, la sérosité n'aurait aucune tendance à repousser la tête fémorale ; elle descendrait le long de l'arrière-fond, et comme celui-ci arrive jusqu'au bourrelet cotyloïdien, au moment où il passe comme un pont sur l'échancrure ischio-pubienne, elle soulèverait le bourrelet et tomberait dans la cavité capsulaire.

§ IV. — *Extension continue appliquée à l'articulation coxo-fémorale.* — R. Volkmann estime que l'extension continue, appliquée au traitement de la coxalgie, a pour effet de diminuer la pression des surfaces articulaires, et même de les écarter l'une de l'autre. Une traction de 5 à 6 kilog. suffit chez l'adulte (1).

L'écartement ne saurait être réalisé, tant que les organes articulaires ne sont pas profondément altérés. Dans l'application de cette méthode, le malade est couché horizontalement; la traction continue est dirigée dans le sens de l'axe du membre et celui-ci placé parallèlement à l'axe du corps. La position est donc analogue à celle de la station verticale, le poids du membre étant remplacé par une traction. Or nous avons vu que ce poids, supérieur de 3 kilog. à la traction exercée, est incapable de réparer les surfaces articulaires. Il en sera donc à plus forte raison de même pour la traction continue.

Cette traction diminue bien la pression exercée sur le fond de la cavité cotyloïde par la tête fémorale; mais en échange, elle crée une pression nouvelle, à peu près proportionnelle, sur la partie de la cavité cotyloïde voisine de l'échancrure ischio-pubienne, de telle sorte que la pression totale ne varie presque pas. La traction continue ne diminue donc pas la pression totale exercée par la tête fémorale sur la cavité cotyloïde, mais la répartit seulement d'une manière plus uniforme.

Si nous ne pouvons expliquer, ni par l'écartement des surfaces articulaires, ni par la diminution de la pression à laquelle elles sont soumises, les excellents effets de la traction continue, élastique ou non, appliquée au traitement de la coxalgie au début, ils n'en sont pas moins indéniables. Ils peuvent être rapportés à l'immobilisation qui est une conséquence nécessaire de la méthode.

Au lieu de placer l'axe du membre parallèlement à celui du corps, il vaudrait mieux mettre le membre en abduction, de telle sorte que son axe fût sur la même direction que celui de la cavité cotyloïde. L'angle formé par l'axe du corps et celui du membre inférieur serait alors voisin de 50°. C'est la position du membre pour laquelle la traction continue aura son maximum d'effet.

§ V. — *Usure des cartilages par les pressions auxquelles ils sont soumis.* — L'articulation coxo fémorale, subit trois espèces de pression : 1° La pression qui résulte du poids du membre abdo-

(1) Voir Ind. bibl., XXXIV

minal, au moment où il est soulevé pendant la marche, et qui s'exerce sur la partie la plus déclive de la cavité cotyloïde; 2° la pression qui résulte du poids du corps, moins le membre abdominal, au moment de la station verticale sur un seul pied et qui s'exerce sur la partie la plus élevée de la cavité. Elle devient plus de moitié moindre, si elle se répartit sur les deux articulations, dans la station verticale ordinaire; 3° la pression qui résulte du poids de l'atmosphère et qui s'exerce un peu au-dessus du sommet de la cavité cotyloïde, à égale distance de ce sommet et de la partie la plus élevée. Ces trois pressions ont une intensité différente et ne sont pas uniformément réparties, chacune, à la surface du segment qui les reçoit. Leur intensité est la plus grande, au centre de ce segment, et diminue à mesure qu'elle s'en éloigne pour devenir nulle à la limite périphérique.

Les deux premières sont l'une et l'autre intermittentes et n'entrent en jeu qu'à tour de rôle. Elles peuvent disparaître à la fois, comme dans le décubitus horizontal. Il n'en est pas de même de la pression atmosphérique; extérieure à l'organisme elle agit d'une façon indépendante et continue, non-seulement sur l'articulation coxo-fémorale, mais sur toutes les autres. Les cartilages sont organisés de telle sorte qu'ils resistent parfaitement à cette pression, atteignant une intensité maximum de près d'un kilogramme, par centimètre carré de surface réelle ou projetée, et ne s'usent pas par le frottement qu'elle détermine, dans les mouvements de l'article. Mais que leur vitalité, que leurs propriétés physiologiques viennent à être profondément troublées, par les progrès de l'âge ou par une lésion des centres nerveux, ils ne peuvent résister au frottement sous une forte pression, subissent une sorte de nécrose moléculaire et finissent par disparaître dans une certaine étendue. Les extrémités osseuses arrivent alors en contact de tissu et s'usent encore plus vite, jusqu'au moment où l'ankylose les unit. Nous pouvons, sans doute, comprendre ainsi quelques-unes des lésions de l'arthrite sèche et de l'arthropathie des ataxiques.

NOTES EXPLICATIVES.

Note 1. Une demi-circonférence, considérée par exemple sur la tête fémorale, étant soumise à une pression uniforme en chacun de ses points et normalement dirigée, telle que la pression atmosphérique, la résultante est la même que si la pression agissait avec la même intensité sur le diamètre sous-tendant la demi-circonférence et normalement à ce diamètre. — Soit la demi-circonférence ACB (fig. 2), appartenant à un grand cercle de la tête fémorale. Partageons, au point B, le quadran AC en deux parties égales. Les pressions supportées par chacun de ces arcs admettent une résultante, de même intensité chacune et dirigée suivant le rayon qui aboutit au milieu de l'arc. Ces résultantes sont EK et HI. Chacune d'elles peut être décomposée en deux forces, l'une parallèle, l'autre perpendiculaire au diamètre AB. Les composantes parallèles à ce diamètre ne sont pas représentées dans la figure, parce qu'elles sont neutralisées par les composantes semblables des pressions supportées par le quadran CB. Il reste les composantes perpendiculaires au diamètre EM, HN, que nous pouvons transporter parallèlement à elles-même en un point de leur direction et représenter par les flèches, V et F, appliquées au diamètre AB. Le point P étant le pied de la perpendiculaire abaissée de D sur AB, la flèche V peut être considérée comme agissant sur le segment AP de ce diamètre et la flèche F sur le segment PO.

Les deux triangles rectangles EMK, APD, ont leurs angles aigus égaux, comme ayant leurs côtés perpendiculaires chacun à chacun : AP, qui sous-tend l'arc AD, perpendiculaire à EK, faisant partie du rayon OE qui aboutit au milieu de l'arc AD; DP perpendicaire à MK, parallèle à AB; AP perpendiculaire à EM, par construction. Ces deux triangles, ayant leurs trois angles égaux, sont donc semblables et leurs côtés offrent la relation suivante :

$$\frac{AP}{PD} = \frac{EM}{MK}$$

Le triangle rectangle O P D est isocèle, car l'un de ses angles aigus vaut par construction 45°, l'angle O. Nous avons donc les deux côtés de l'angle droit égaux, P D = P O.

Les deux triangles rectangles E M K, H N I, sont égaux comme ayant l'hypothénuse égale, E K = H I, et un angle aigu égal, l'angle E = l'angle I. Car l'angle E vaut trois quarts d'angle droit, puisqu'il est le complément de l'angle A O E qui mesure un quart d'angle droit. L'angle I est égal à l'angle A O H, comme angles correspondants, et ce dernier mesure trois quarts d'angle droit. Les côtés opposés aux angles égaux sont égaux et nous avons M K = H N.

Remplaçant, dans la proportion précédente, P D et M K par leur nouvelle valeur, nous obtenons :

$$\frac{AP}{PO} = \frac{EM}{HN} \quad \text{ou} \quad \frac{AP}{PO} = \frac{V}{F}$$

Supposons P O = 3 A P. Nous aurons F = 3 V ; c'est-à-dire que si A P est trois fois plus petit que P O, la force V sera trois fois plus petite que la force F. Décomposons cette distance P O en trois parties égales entre elles et par suite, à AP. Décomposons de même la force F en trois parties égales entre elles, et par suite, à la force V. Appliquons chacune de ces composantes à une des divisions de P O. Le rayon O A se trouve ainsi divisé en quatre parties égales soumises à des forces égales. Il en serait de même pour le rayon O B et le diamètre A B comprend huit parties égales sollitées chacune par une force uniforme.

Au lieu de diviser A B en huit parties, on peut le diviser en un nombre quelconque, de plus en plus grand. Les parties deviendront de plus en plus petites ; à la limite, elles seront réduites à des points. Tous les points du diamètre A B sont donc soumis à des forces égales.

Nous connaissons l'une de ces forces, celle qui, appliquée au point C de la demi-circonférence, peut-être transportée parallèlement à elle-même au centre O. Cette force, représentant l'unité de pression sur la demi-circonférence, représente également l'unité de pression sur le diamètre A B, puisque tous les points de ce diamètre sont sollicités par une force égale à cette unité.

La pression totale subie par la demi-circonférence A C B est donc égale à celle subie par le diamètre A B, qui est elle-même égale au produit de l'intensité de pression sur l'unité de longueur par la longueur du diamètre A B, ce qu'il fallait démontrer.

Remarquons, en outre, que par raison de symétrie, les pressions exercées sur le diamètre admettent une résultante unique perpendiculaire au diamètre et passant par le centre de la circonférence.

Note 2. Les segments A E, H I (fig. 6) sont égaux. En effet, ils sont parallèles par construction. Les droites E I, A H sont perpendiculaires au diamètre qui renferme H I. Les segments considérés sont donc égaux comme côtés opposés d'un rectangle.

Note 3. On démontre en géométrie que toutes les perpendiculaires menées à une même droite et, par le même point de cette droite, sont dans le même plan.

Note 4. La surface d'une ellipse est donnée par la formule π a b, dans laquelle les demi-axes sont représentés respectivement par a et b.

Note 5. Pour déterminer la position du point T (fig. 6), il faut déterminer le centre de gravité des deux triangles P et Q (fig. 5), situé au tiers d'une médiane à partir de la base ; réunir les deux centres par une ligne droite ; mesurer la longueur du rayon O S, comprise entre le point O et son intersection avec cette droite, et porter cette longueur sur O S (fig. 6), à partir du point O. A l'extrémité de cette longueur, on élève une perpendiculaire. Son point d'intersection avec l'arc A E est le point cherché, T, qui forme à peu près le milieu de l'échancrure ischio-pubienne.

Note 6. La détermination de la longueur A E (fig. 6), obtenue directement, permet de calculer l'arc A M E. La demi-longueur A E est le sinus de l'arc A M, moitié de l'arc cherché. Connaissant le sinus et le rayon, nous obtenons l'arc A M. Le résultat doublé mesure l'arc A M E. Les valeurs de cet arc sont données par la colonne 7 du tableau II.

Mesurons directement sur la fig. 6 l'arc A T. La valeur trouvée est 15°. Retranchons ce nombre de celui mesurant l'arc A M, qui est la demi-valeur moyenne donnée par la colonne 7 du tableau II, savoir 50°21'14". Nous obtenons 35°21'14" comme valeur de l'arc T M, mesurant l'angle M O T et, par suite, l'angle opposé par le sommet V O N ou l'angle A (fig. 3).

Connaissant l'angle A, nous connaissons l'angle B, qui lui est supplémentaire. Nous pouvons dès lors résoudre le triangle A B D, dont l'angle et les côtés adjacents sont connus. La résolution trigonométrique donne 1°19'41", pour valeur de l'angle D A B.

Note 7. L'arc A M (fig. 6) mesure moyennement 50°21'14". Nous voyons, chap. III, art, 2, que la valeur moyenne de l'arc AS est 39°. La somme de ces deux arcs, 89°21'14", exprime la valeur de l'arc MS, ou l'angle formé avec la verticale par le diamètre, M N, aboutissant au milieu de l'arrière-fond et pouvant en être appelé l'axe. Cet angle étant égal à un angle droit, à moins de 40' près, nous en concluons que l'axe de l'arrière-fond est sensiblement horizontal.

Note 8. Sur la demi-circonférence, sous-tendue par le diamètre T L (fig. 10), l'arc A K vaut 90° par construction. Les deux autres parties de la demi-circonférence, les arcs AT,KL, sont donc complémentaires. L'arc AT égale AM-MT. Nous connaissons ces deux dernières valeurs. Nous obtenons A T et, par suite, son complément KL, dont la valeur trouvée est de 40°58'27". Cet arc mesure l'angle L O K représenté avec les mêmes lettres dans la fig. 7. L'angle en K de la fig. 7 est égal à l'angle en F, comme angles opposés d'un parallélogramme et l'angle en F est égal à l'angle K O L, comme angles correspondants. Le triangle OKL, dans lequel nous connaissons l'angle K égal à 40°58'27", et les deux côtés adjacent, OK égal à 19,63, KL égal à 9,13, peut-être, résolu par le calcul trigonométrique. La résolution de ce triangle donne comme valeur de la résultante OZ, 14,07, et pour celle de l'angle Z O K, 25°10'30".

Note 9. Le détroit supérieur du bassin n'est pas un plan et son contour n'est pas une courbe plane. Si l'on en représente, par des fils très-fins et tendus, les diamètres antéro-postérieur et trans verse, on voit que ces deux diamètres, au moment où ils se croisent à angle droit, sont très-écartés l'un de l'autre. Le diamètre antéro-postérieur est le plus élevé. J'ai mesuré deux fois leur écartement, avec une tige graduée que j'approchais au niveau de leur superposition et perpendiculairement à eux. Je l'ai trouvé égal à 12 mil limètres, pour le n° 2 des tableaux, à 14 millimètres pour le n° 7.

Note 10. Le triangle O H P (fig. 8),dont on connaît l'angle en O, 39°, et l'hypothénuse O P, 9 kil., peut être résolu par le calcul trigonométrique. La résolution donne pour valeur de OH,6 k. 994, et pour celle O P, 5 kil 664.

Note 11. Le triangle Z O C (fig. 9), dont on connaît l'angle en O, 25°10'30", et l'hypothénuse O Z, 13 kil. 497, peut être résolu par le calcul trigonométrique. La résolution donne pour valeur de O I, 5 kil. 740, et pour celle de O C, 12 kil. 216.

Note 12. Les hauteurs barométriques sont évaluées en supposant que la densité du mercure et de l'échelle barométrique, et par suite la température, ne varient pas.

Note 13. Les angles H et A O S (fig. 15) sont égaux comme ayant leurs côtés parallèles et dirigés dans le même sens. Les angles A O S et N O R sont égaux comme complémentaires du même angle S O N.

Note 14. Les deux plans verticaux qui coupent le grand cercle horizontal de la fig. 15, suivant les diamètres T R, M N, étant perpendiculaires à ce grand cercle, leur intersection lui est aussi perpendiculaire. Elle l'est également à tous les diamètres. Les deux rayons O R, O N, qui appartiennent aux deux plans verticaux et sont perpendiculaires à leur intersection et, au même point, forment les côtés de l'angle rectiligne correspondant à l'angle dièdre constitué par les deux plans verticaux considérés, angle qu'il s'agit de déterminer.

INDEX BIBLIOGRAPHIQUE DES OUVRAGES CITÉS

I. B. ANGER. — Nouveaux éléments d'anatomie chirurgicale, 1869.

II. Annuaire pour l'an 1877, publié par le Bureau des longitudes.

III. P. BERT. — Communication à la Société de biologie, faite le 21 mars 1874, analysé par la Revue scientifique, 2e série, 3e année, p. 929.

IV. J. BISHOP. — Article Motion animal, in the Cyclopœdia of Anatomy and physiology edited by Robert B. Todd, vol. III (1839-1847), p. 407 et suiv.

V. G. CARLET. — Essai expérimental sur la locomotion humaine, Etude de la marche. In Annales des sciences naturelles, Zoologie, juillet 1872.

VI. W. B. CARPENTER. — La température et la vie animale dans les profondeurs de la mer. In Revue des cours scientifiques, 13 août 1870.

VII. CH. DARWIN. — La descendance de l'homme et la sélection sexuelle, traduction française de J.-J. Moulinié, 1872.

VIII. DUCHENNE (de Boulogne). — Du second temps de la marche, suivi de quelques déductions pratiques. Mémoire adressé à l'Académie des sciences. In Union médicale, 1855, p. 438 et 442.

IX. DUCHENNE (de Boulogne). — Physiologie des mouvements, 1867.

X. A. MILNE-EDWARDS. — Observations sur l'existence de divers mollusques et zoophytes à de très-grandes profondeurs dans la mer Méditerranée. In Annales des sciences naturelles, 4e série, Zoologie, t. XV, année 1861, p. 149.

XI. D. FORBES. — Journal of the ethnological Society of London. Nouvelles séries, II, 1870, p. 193.

XII. J. GAVARRET. — De l'atmosphère, cours professé à la Faculté de médecine de Paris. In Revue des cours scientifiques, 20 janvier 1866

XIII. J. Gavarret. — Article Atmosphère, Pression atmosphérique du Dictionnaire encyclopédique des sciences médicales, 1re partie, t. VII, 1867.

XIV. Giraud-Teulon. — Mémoire sur la pression atmosphérique dans ses rapports avec l'organisme vivant. In Comptes-rendus de l'Académie des sciences, t. XLIV, séance du 9 février 1857.

XV. Giraud-Teulon. — Principes de mécanique animale, 1858.

XVI. Giraud-Teulon. — Article Locomotion, du Dictionnaire encyclopédique des sciences médicales, 1869.

XVII. Giraud-Teulon. — Gazette hebdomadaire de médecine et de chirurgie, n° 50, 13 décembre 1872.

XVIII. J. Guérin. — Essai de physiologie générale, 3e édition, 1868.

XIX. Hermann, professeur de physiologie à l'Université de Zurich. — Eléments de physiologie, ouvrage traduit de l'allemand sur la 2e edition, par M. Roye, revu et annoté par M. le Dr Onimus, 1869.

XX. Jourdanet. — Influence de la pression de l'air sur la vie de l'homme, 1875.

XXI. Kœnig. — Untersuchungen über Coxitis (Recherches sur la coxalgie). Studien über die Mechanik der Hüftgebenks und deren Einfluss auf Physiologie und Pathologie (Etudes sur le mécanisme de l'articulation coxo-fémorale et déductions physiologiques), par Kœnig (Deutsche Zeitschrift f. chirurgie, t. III, nos 3 et 4, 10 novembre 1873). Analysé par la Revue des sciences médicales en France et à l'étranger, de G. Hayem, 2e année, t. IV, p. 247.

XXII. Malgaigne. — Traité des fractures et des luxations, t. II, 1855.

XXIII. E.-J. Marey. — La machine animale, locomotion terrestre et aérienne, de la Bibliothèque scientifique internationale, 1873.

XXIV. Michel. — Recherches sur la luxation métacarpo-phalangienne du pouce. In Gazette médicale de Strasbourg, année 1850, p. 97.

XXV. J. Müller. — Manuel de physiologie, traduit de l'allemand, sur la 4e édition, 1844, par A. J. L. Jourdan, 1845, tome II.

XXVI. Fr.-Ch. Nægele. — Des principaux vices de conformation du bassin. Traduit de l'Allemand, par le docteur A.-C. Danyau, 1840.

XXVII. A. d'Orbigny. — Voyage dans l'Amérique méridionale, 1826-1833, t. IV. L'homme américain, 1839.

XXVIII. J.-B. PETTIGREW. — La locomotion chez les animaux, de la Bibliothèque scientifique internationale 1874.

XXIX. A. RICHET. — Traité pratique d'anatomie médico-chirurgicale, 4e édition, 1873.

XXX. CH. ROBIN. — Leçons sur les humeurs normales et morbides du corps de l'homme, 2e édition, 1874.

XXXI. SAPPEY. — Traité d'anatomie descriptive, t. I, 3e édition, 1876.

XXXII. SÉDILLOT et CROSS. — Article Luxations, du Dictionnaire encyclopédique des sciences médicales, 1870.

XXXIII. C. VOELKERS, de Lunebourg. — Quel est le véritable obstacle à surmonter dans la réduction des luxations ? Zeitschrift für die gesammte medicin, par Dieffenbach, Fricke et Oppenheim, 1836. Analysé par Gazette médicale de Paris. Ann. 1838, p. 29.

XXXIV. R. VOLKMANN, de HALLE. — De l'extension continue dans le traitement des affections articulaires aiguës et chroniques. In Berliner klinische Wochenschrift, 1868. Analysé par Archives générales de médecine, janvier 1869, p. 98.

XXXV. E. et G. WEBER. — Mécanique des organes de la locomotion chez l'homme, formant le livre III du volume, Ostéologie et syndermologie par S.-T.Sœmmering, de l'Encyclopédie anatomique allemande, 1836, traduit de l'Allemand, par A.-J.-L. Jourdan, 1843.

TABLE DES MATIÈRES.

Paris. — A. Parent, imprimeur de la Faculté de Médecine, rue M.-le-Prince, 29-31.

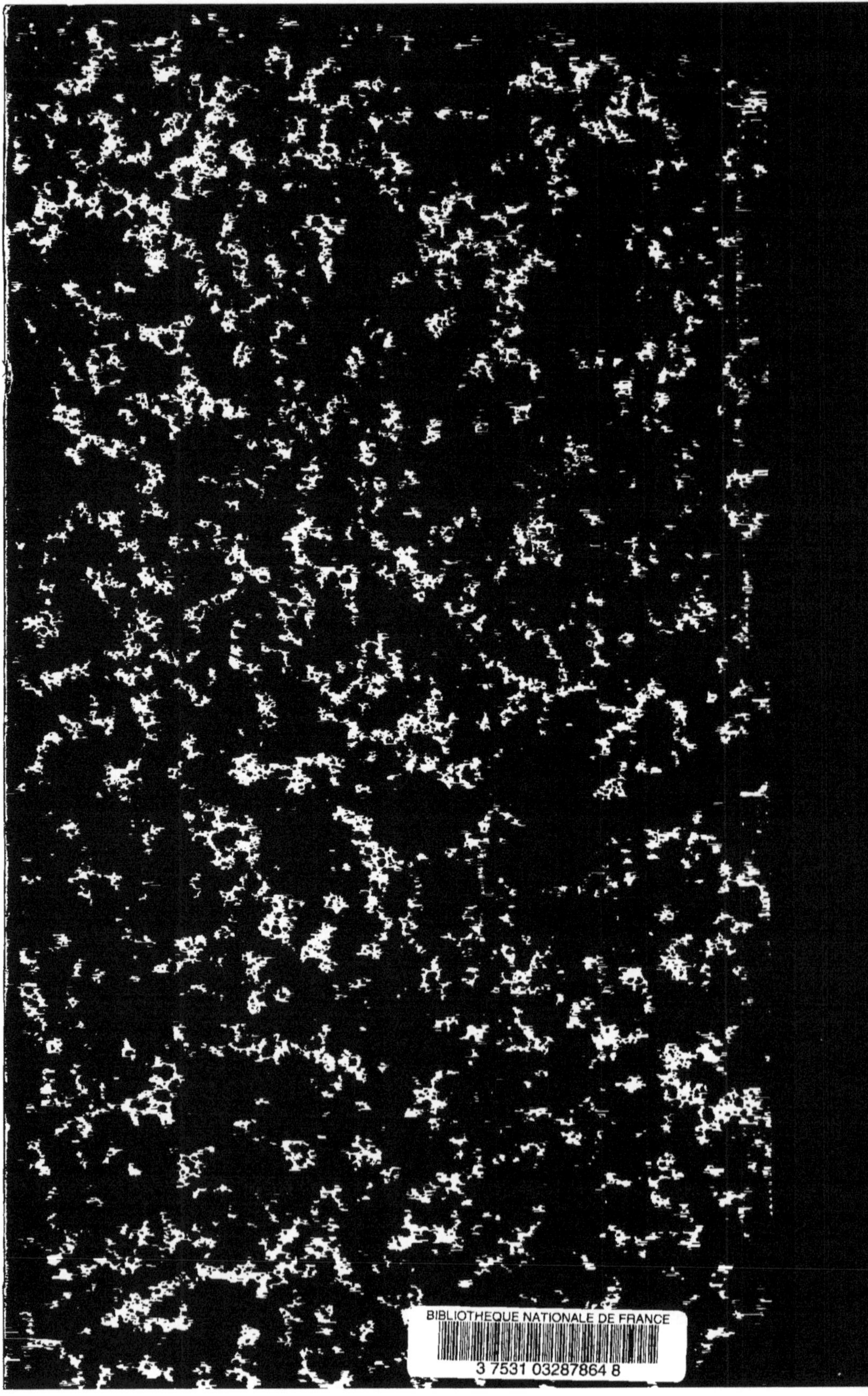

www.ingramcontent.com/pod-product-compliance
Ingram Content Group UK Ltd.
Pitfield, Milton Keynes, MK11 3LW, UK
UKHW020256250726
13967UKWH00004B/1711